*"Cuando la enfermedad
no se puede curar físicamente,
aún queda mucho por hacer
emocional y espiritualmente
por el enfermo y por su familia"*

CALIDAD DE LA ATENCIÓN AL FINAL DE LA VIDA

Manual para profesionales de la salud

Martha Palencia Ávila

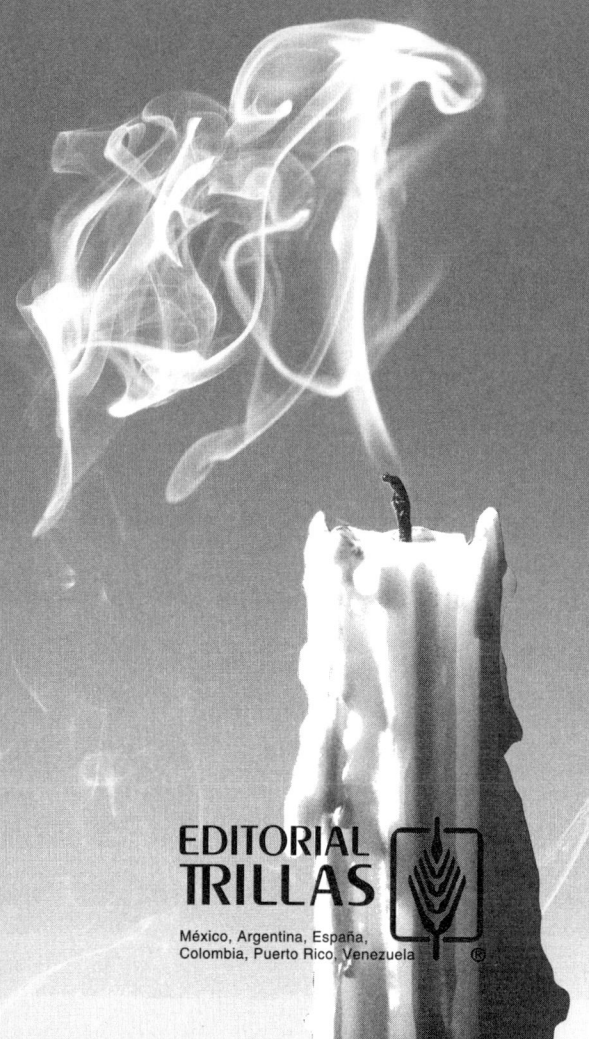

Editorial TRILLAS

México, Argentina, España,
Colombia, Puerto Rico, Venezuela

Catalogación en la fuente

Palencia Ávila, Martha
 Calidad de la atención al final de la vida : manual para profesionales de la salud. -- México : Trillas, 2012.
 120 p. : il. ; 23 cm.
 Bibliografía: p. 115-116
 Incluye índices
 ISBN 978-607-17-1267-7

 1. Cuidado del enfermo. 2. Médico y paciente.
3. Muerte. I. t.

D- 610.7361'P525c   *LC- RT120'P3.2*

La presentación y disposición en conjunto de CALIDAD DE LA ATENCIÓN AL FINAL DE LA VIDA. Manual para profesionales de la salud son propiedad del editor. Ninguna parte de esta obra puede ser reproducida o trasmitida, mediante ningún sistema o método, electrónico o mecánico (incluyendo el fotocopiado, la grabación o cualquier sistema de recuperación y almacenamiento de información), sin consentimiento por escrito del editor

Derechos reservados
© 2012, Editorial Trillas, S. A. de C. V.

División Administrativa,
Av. Río Churubusco 385,
Col. Gral. Pedro María Anaya,
C. P. 03340, México, D. F.
Tel. 56884233, FAX 56041364

División Comercial,
Calzada de la Viga 1132,
C. P. 09439, México, D. F.
Tel. 56330995, FAX 56330870

Tienda en línea
www.etrillas.com.mx

Miembro de la Cámara Nacional de
la Industria Editorial
Reg. núm. 158

Primera edición, septiembre 2012
ISBN 978-607-17-1267-7

Impreso en México
Printed in Mexico

Se imprimió en septiembre de 2012,
Irema, S. A. de C. V.

B 105 TW

Prólogo

Una de las grandes paradojas de la formación de médicos y enfermeras es que, por una parte, la muerte de sus enfermos es algo tan natural –cuando es inevitable– que debiesen conocer el fenómeno desde lo esencial para contribuir a que el proceso sea afectuoso, respetuoso y digno para todos; y, sin embargo, poco sabemos sobre cómo debe ser conducido el proceso y cómo debe ser vivido el momento. Así, un fenómeno tan natural y profundo se convierte en una situación paradójicamente desconocida y superficial. Un hecho humano por excelencia se convierte en un hecho inhumano y, por tanto, indigno para quien parte y para quien se queda.

Tampoco existen apoyos suficientes para la enseñanza y el aprendizaje más significativo que permitan manejar adecuadamente la emoción, la comunicación y el trato digno al final de la vida. He aquí uno de los valores de este libro. Su contribución en este sentido es fundamental, pero no es el único. En efecto, se trata de la síntesis de una enorme y profunda experiencia de la doctora Martha Palencia, quien ha estudiado y ayudado a muchos a entender esta realidad. Sus vivencias y su capacidad didáctica le han permitido enfocar aún más sus conocimientos en los temas más relevantes y en las técnicas más útiles y accesibles. Aquí radica otro de los valores de esta publicación.

Aun cuando pudiese parecer obvio, partir del concepto de ser humano es indispensable, por lo menos para entrar en una introspección que nos prepare para entender la otredad. De esta manera, la muerte puede adquirir una mayor dimensión a aquella que adquiere en la cotidianeidad del morir. Así, la calidad de la atención al final de la vida toma pleno sentido. Los primeros capítulos, entonces, conducen desde lo primordial del ser hacia lo esencial de la calidad de la atención del ser en el último tránsito. Esa es la base para el análisis de las necesidades del ser humano y de sus derechos, que son confrontados con los errores más frecuentes que se cometen por desconocimiento en el mejor de los casos. No es posible corregir algo si ni siquiera se está consciente de las equivocaciones y de su origen, ello nos lleva de la mano a desarrollar esas cuatro habilidades cardinales propuestas y analizadas por la doctora Palencia: el propio manejo emocional, la comprensión de la situación emocional de los otros, la comunicación considerada de las malas noticias y el acompañamiento con dignidad. De aquí se llega al último capítulo: Herramientas de apoyo, producto de experiencias adquiridas y sistematizadas a través de años de compromiso profesional de la autora con cada uno de aquellos a quienes ha ayudado al final de una vida.

En un mundo en que la superficialidad predomina sobre la reflexión y la inmediatez que imponen las tecnologías de la comunicación domina sobre la dimensión temporal de la vida, entender a la muerte como hecho trascendente y al ser humano como ente que así trasciende es indispensable para que la calidad de la atención al final de la vida sea la que cualquier persona merece. Así, la comprensión y la dignificación del proceso y el momento de morir debe engrandecer el espíritu de todos, y es esta dimensión espiritual más allá del aquí, del ahora y de la superficie de la vida, y de su último momento, la que más enaltece y da valor a esta obra.

Dr. Enrique Ruelas Barajas
Secretario del Consejo de Salubridad General
Vicepresidente de la Academia Nacional de Medicina

Índice de contenido

Prólogo   5

Cap. 1. Generalidades   9
Introducción, 9. Antecedentes, 11. Objetivos, 16. Recomendaciones para el uso de este libro, 16.

Cap. 2. Conceptos   19
Qué es el ser humano, 19. Sobre la muerte y el morir humano, 21. Calidad de la atención al final de la vida, 28. Conceptos básicos sobre la atención médica al final de la vida, 31.

Cap. 3. Fundamentos para dar calidad en la atención al final de la vida   35
Necesidades y deseos del ser humano en el momento de la muerte, 35. Los siete derechos del enfermo grave o en fase terminal, 37. Los siete derechos del familiar de un enfermo grave o en fase terminal, 38. Los siete errores que deben evitarse en la atención al final de la vida, 39.

Cap. 4. Las cuatro habilidades básicas del personal de la salud para mejorar la calidad de la atención al final de la vida   41
Habilidad 1: Comprender y manejar las emociones humanas ante la muerte, 42. **Habilidad 2:** Manejar el "con-

tagio emocional" cuando el dolor del enfermo y su familia me recuerde mis propios duelos o asuntos no resueltos, 74. **Habilidad 3:** Dar las malas noticias de manera considerada, 78. **Habilidad 4:** Acompañar con dignidad el momento de la muerte, 85.

Cap. 5. Herramientas de apoyo   101

Glosario   109
    Fuentes, consultadas, 113.

Bibliografía   115
Índice analítico   117

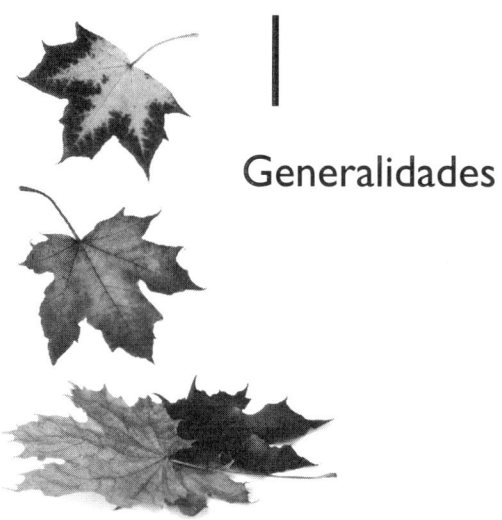

I
Generalidades

Introducción

Durante el siglo pasado, el sistema de atención a la salud experimentó notables avances científicos y técnicos. Una situación que se vio afectada fue sin duda la forma de morir del ser humano, que dejó de ser un suceso que se vive en casa dentro del seno familiar, para desplazarse a los hospitales. Así, hoy día la mayoría de las personas fallece en instituciones de atención médica.

A pesar de este cambio tan importante, no se han incluido en la formación del médico, ni de la enfermera (que son los pilares de la atención a la salud), los conocimientos necesarios para que puedan enfrentar, de la mejor manera posible, el difícil momento emocional de tener que presenciar el fallecimiento de un enfermo como un fenómeno inevitable y constante en su práctica cotidiana. Más aún, los programas de estudio no comprenden temas sobre la muerte, y mucho menos acerca de las emociones, las actitudes y los comportamientos humanos que afectan al paciente en fase terminal, a su familia y al personal profesional que les brinda atención. Parece que se pretende ignorar este suceso tan importante, que entraña el "movimiento de las emociones humanas" en torno a la enfermedad, al sufrimiento y a la muerte. Esta "movilización de emociones" la experimentan sin duda el médico y la enfermera que están expuestos al fenómeno de la muerte y que repercute en su estado de ánimo y, en consecuencia, en su desempeño laboral y en la eficiencia y calidad del mismo.

No cabe duda que esta vivencia emocional ante el dolor y la muerte también afecta al médico y a la enfermera no sólo a corto, sino a mediano y largo plazos, en su salud física, mental y emocional. Todas las vivencias de dolor y angustia del enfermo y sus familiares genera un alto nivel de estrés cuando no se sabe cómo enfrentar estas situaciones emocionales complicadas. Más aún, la falta de conciencia, consideración y de conocimiento del manejo de la parte emocional en torno al fenómeno de la muerte en los hospitales, ocasiona que la calidad de la atención al final de la vida que se ofrece a la población sea deficiente y que los usuarios de los servicios de salud se quejen amargamente sobre la atención recibida; ya sea a nivel personal o cuando un ser querido falleció en un hospital.

En una encuesta que aplicó, en 1999, la Asociación de Tanatología del Estado de Morelos, A. C. al personal de salud de esta entidad sobre los sentimientos y reacciones que enfrentan ante el deceso de los pacientes se identificaron las emociones más comunes que sienten en esos momentos. Un gran porcentaje de médicos y enfermeras comentaron que durante más de tres horas, en promedio, experimentan emociones de frustración, enojo y tristeza, sin saber cómo manejarlos.[1]

Por otro lado, refirieron que las tres cosas que más les afectan al presenciar el fallecimiento de un paciente son:

- El miedo de su propia muerte.
- El temor a la muerte de sus seres queridos.
- El dolor de ver morir solos a los enfermos sin la compañía de sus seres queridos.

Al preguntarles por qué no los acompañan ellos en el momento final, casi todos respondieron que ignoran cómo hacerlo. Es sabido que el temor y el dolor hacen que consciente o inconscientemente nos alejemos de las situaciones que los generan. Por esta razón, en el marco de la "Cruzada Nacional por la Calidad de la Atención a la Salud", que desarrolló la Subsecretaría de Innovación y Calidad durante la gestión del doctor Enrique Ruelas Barajas, se destacó como un punto

---

[1] Palencia Ávila, Martha, *Percepciones del personal de salud del estado de Morelos sobre sus emociones alrededor de la muerte de los pacientes,* trabajo realizado para ingresar como miembro de la Asociación Mexicana de Tanatología, 1999.

esencial el brindar un "trato digno", tanto al paciente moribundo como a sus familiares. Para alcanzar este objetivo se requiere que el personal de los servicios de salud (el médico, la enfermera, los trabajadores sociales y el personal técnico de apoyo), tengan los conocimientos necesarios y adquieran la capacidad de introspección para identificar sus propias emociones, y puedan desarrollar las cuatro habilidades necesarias para manejar su propio estrés, el de los enfermos y sus familiares ante la inminencia de la muerte.

Sin duda, en esas circunstancias, la actitud humana y el comportamiento del personal de salud desempeñan un papel fundamental para el moribundo y su familia. Es por ello que resulta indispensable capacitarlo en el campo de la tanatología, que es el área del conocimiento que nos permite estudiar y comprender lo que sucede con el ser humano y con sus emociones al vivenciar o presenciar la muerte; la tanatología nos enseña, asimismo, cuáles son y en qué consisten los cuidados emocionales integrales que requieren el paciente moribundo, su familia y el personal que los atiende.

Dada la carencia de información especializada sobre este campo, consideramos necesario elaborar Calidad de la atención al final de la vida, para orientar el desempeño humanístico del profesional de la salud interesado en brindar ayuda a sus pacientes y familiares, en esta difícil tarea de acompañar el proceso del morir humano, para lograr mejorar la calidad y el trato digno en los hospitales en este momento tan importante de la atención médica.

Antecedentes

La preocupación por la calidad y el trato digno en la atención al final de la vida ha surgido recientemente con el interés actual por los cuidados paliativos en nuestro país. Aunque ya desde 1967 la doctora Cecily Saunders creó el primer "Hospice" en Inglaterra, a partir del cual surgió el movimiento mundial de los "hospicios", que son clínicas pequeñas o centros de atención que se especializan en atender a las personas en las últimas etapas de su enfermedad, tanto en sus instalaciones como en el domicilio del enfermo terminal, de modo que puedan vivirlas tan plena y confortablemente como sea posible. La doctora Sounders sentó las bases de lo que hoy día conocemos como "medicina paliativa" o "cuidados paliativos".

Desde 1989 la Organización Mundial de la Salud reconoció la importancia de estos cuidados, y definió la medicina paliativa como: "el estudio y manejo de pacientes con enfermedad avanzada, progresiva e incurable, con pronóstico de vida limitado y cuyo objetivo es conseguir la mejor calidad de vida posible".[2]

Acorde con estos esfuerzos, en 1994 se estableció el Programa Regional de Bioética de la Organización Panamericana de la Salud.[3] La bioética, o ética de la vida, comprende no sólo lo que se debe hacer y lo que es viable técnicamente, sino también aquello que es legítimo y moralmente defendible, lo cual resulta muy importante para los cuidados al final de la vida. Hoy día estos principios se han hecho extensivos a la "ética médica de la atención al final de la vida".[4]

En Estados Unidos existen varias organizaciones que buscan de diferentes maneras mejorar la calidad de la atención al final de la vida. Algunas de ellas son: el "Proyecto sobre la Muerte en Estados Unidos de América" (*Project on Death in America*); "Estadounidenses por un Mejor Cuidado de los Moribundos" (*Americans for Better Care of the Dying* o *ABCD*); la "Organización Nacional de Hospicios" (*National Hospice Organization*); la "Barra Estadounidense de Medicina Interna" (*American Board of Internal Medicine*), y la "Comisión Nacional de Políticas sobre Cáncer" (*National Cancer Policy Board*), por sólo mencionar las más conocidas.[5]

Estas organizaciones tienen como objetivo influir en las políticas públicas y promover reformas legislativas que puedan ayudar a mejorar la calidad de la atención de los enfermos en fase terminal. Con estas acciones buscan asegurar el confort y el trato digno al paciente moribundo, así como conservar el significado de vida hasta el final, mejorar el manejo del dolor, la continuidad de la atención en esas fases finales, brindar apoyo a los familiares y mejorar los sistemas de pago, entre otros.

En la literatura reciente cada vez se hace más patente la preocupación por la calidad de la atención al final de la vida. En 1999 apareció el primer libro guía para los consumidores de los servicios al final de la vida titulado *Manual para mortales: guía para las personas que en-*

---

[2] Organización Mundial de la Salud, definición de cuidados paliativos: <http://www.gador.com.ar/iyd/onco/cpaliativos.hta>.
[3] Organización Panamericana de la Salud, *Acta bioética*, año VI, núm. 2, 2000.
[4] De la Vega, Verónica y cols., Facultad de Medicina de la Universidad Nacional del Nordeste de Argentina: <http://www.intermedicina.com/Publicaciones/Pub-02.htm>.
[5] Americans for Better Care of the Dying.

frentan una enfermedad terminal, de la doctora Joanne Lynn, quien es una líder reconocida a nivel internacional, en el tema de la mejora de la calidad de la atención al final de la vida. Este libro reúne por vez primera los temas centrales que el ser humano debe conocer cuando padece un mal que amenaza su vida.[6]

El Centro de Mejoramiento del Cuidado a los Moribundos y el Instituto de Mejoramiento de la Atención a la Salud publicaron en 2000 otro texto de la misma autora, titulado *Mejorando los cuidados al final de la vida*, en el cual se describen diferentes técnicas y experiencias de distintos hospitales de la Unión Americana que han emprendido programas para dar un mejor servicio a los enfermos en fase terminal y a sus familiares.[7]

En la Universidad de Wisconsin, el doctor David Weissman, Director del Programa de Medicina Paliativa del Colegio de Medicina, ha desarrollado, desde 2000, una serie de materiales de capacitación (los cuales también incluyen aspectos emocionales) para el personal de salud con el propósito de mejorar los cuidados terminales.[8]

Inclusive se han creado instituciones con un enfoque alternativo cuyo objetivo es ofrecer una atención de calidad al final de la vida. Una de ellas, que ha logrado reconocimiento nacional por su modelo innovador de atención, es el Instituto Alaya, creado en 1987 como un *Hospice* de filosofía Zen, en donde se aplican estos principios para cuidar de una manera más integral a los enfermos en fase terminal. En este instituto se ha creado un programa de capacitación para el personal de salud que atiende a estos enfermos, con la idea de llenar el espacio que existe en la manera en que el sistema médico tradicional concibe la muerte, y lograr obtener una visión más totalizadora e integral del ser humano y de la muerte.[9]

La atención al final de la vida también ha sido tema de interés en algunos países de habla hispana. En España, la Organización Médica Colegial y la Sociedad Española de Cuidados Paliativos, emitieron en 1990 una "Declaración sobre la atención médica al final de la vida", la cual define los lineamientos para la atención médica de los enfermos

---

[6] Lynn, Joanne y Joan Harrold, *Handbook for mortals: Guidance for people facing serious illness*, 1999

[7] Lynn, Joanne y cols., *Improving care for the end of life*, Center to Improve Care for the Dying, Oxford University Press, Washington, 2000.

[8] Weissman, David y cols., *Improving end of life care: A resource guide for physician education*, Medical College of Wisconsin, 2000.

[9] Alaya Institute, <http://www.alayainstitute.org>.

moribundos. [10] En Argentina, la Facultad de Medicina de la Universidad Nacional del Nordeste ha desarrollado el contenido de la *Ética medica en el final de la vida*.[11]

En México hasta ahora este tema tan trascendente no había sido abordado de manera suficiente. Sin embargo, la Cruzada Nacional por la Calidad de la Atención a la Salud, de la Secretaría de Salud, durante la administración anterior se interesó en capacitar al médico y a la enfermera de los servicios de salud para que pudieran apoyar emocionalmente al paciente en fase terminal y a sus familiares en esos momentos tan difíciles. La Secretaría de Salud, en coordinación con la Asociación de Tanatología del Estado de Morelos, A. C., impulsó esta mejora a través de la elaboración y desarrollo de un programa pionero en su género que se realiza en colaboración con la Secretaría de Salud del Estado de Morelos, denominado "Programa de Mejora de la Calidad de la Atención al Final de la Vida".[12]

Este programa se inició en mayo de 2001 y consta de las siguientes actividades, que se ofrecen a enfermos graves o en fase terminal y a sus familiares en el estado de Morelos:

1. **Seis módulos hospitalarios de "Acompañamiento emocional tanatológico" para enfermos graves o en fase terminal, y para sus familiares (dolientes).** A la fecha, se ha acompañado emocionalmente a través de estos seis módulos hospitalarios a más de 32 000 dolientes. Este servicio se ofrece en forma gratuita por medio de tanatólogos voluntarios graduados, y por estudiantes del Diplomado de Tanatología de esta asociación. Los seis módulos hospitalarios de "Acompañamiento emocional tanatológico" se encuentran ubicados en los siguientes hospitales: General de Cuernavaca, "Dr. José G. Parres"; General de Cuautla, "Dr. Mauro Belauzarán Tapia"; General de Tetecala, "Dr. Rodolfo Becerril de la Paz"; Hospital del Niño Morelense; Hospital de Alta Especialidad, "Centenario de la Revolución Mexicana", del ISSSTE, y en el Hospital General Regional Núm. 1 "Lic. Ignacio García Téllez", del IMSS del estado de Morelos. Durante dos años (2003-2005) se propor-

---

[10] Organización Médica Colegial y Sociedad Española de Cuidados Paliativos, <http://www.unav.es/cdb/serpal1.html>.

[11] De la Vega, Verónica y cols., Facultad de Medicina de la Universidad Nacional del Nordeste de Argentina: <http://www.intermedicina.com/Publicaciones/Pub-02.htm>.

[12] Palencia Ávila, Martha, *Programa de mejora de la calidad de la atención al final de la vida*, Asociación de Tanatología del Estado de Morelos, A. C., 2001.

cionó el servicio en forma gratuita a personas de la tercera edad, a través de un módulo en la Casa Hogar "Olga Tamayo" del DIF, en la ciudad de Cuernavaca.

2. Formación de tanatólogos mediante diplomado práctico de un año. Hasta la fecha de publicación de este manual se han formado más de 880 tanatólogos, de los cuales casi una tercera parte es personal de enfermería de los diferentes hospitales del estado. También se ha capacitado a médicos, psicólogos y trabajadoras sociales, y a personas interesadas en este tipo de servicio a los enfermos graves o en fase terminal.

3. Impartición de talleres de tanatología para el personal de la salud de los diferentes hospitales del estado. Dirigidos al personal que atiende a los enfermos en la etapa terminal en los hospitales públicos del estado y en la Casa Hogar del DIF "Olga Tamayo". Se ha capacitado a la fecha a más de 500 recursos humanos del sector salud de las diferentes instituciones de salud del estado de Morelos.

4. Programa semanal de radio (2003-2006) y de televisión (2006) denominado "No estás solo". Esto se logró con el apoyo del Congreso del Estado de Morelos, dirigido a personas en duelo, enfermos graves y a sus familiares.

5. Grupos de apoyo para personas en duelo. Se realizan semanalmente en forma gratuita en los hospitales en donde se ubican los módulos de "Acompañamiento emocional tanatológico".

6. Retiros para personas que viven duelos difíciles y para prepararnos para nuestra propia muerte. Estos retiros se ofrecen en diferentes fechas, varias veces por año.

7. Diseño de una metodología académica para la formación de tanatólogos. Se desarrollan siete habilidades para realizar un "Acompañamiento emocional tanatológico" a los dolientes en los hospitales y a domicilio. Con esta metodología se han elaborado materiales de apoyo disponibles en forma de manuales, así como discos y videos para aliviar el dolor del duelo del enfermo y de sus seres queridos.

Este libro tiene la finalidad de compartir los aprendizajes obtenidos en estos 10 años con este "Programa de mejora de la calidad de la atención al final de la vida", cuyo objetivo es aliviar el dolor emocional de los enfermos graves o en fase terminal y de sus familiares cuando el riesgo de la muerte está presente o es inminente, así como apoyar a los profesionales de la salud, que de alguna manera son afectados por la exposición constante al sufrimiento ante la muerte.

Objetivos

General: Dignificar la muerte a través de mejorar la calidad y la calidez humana de la atención al final de la vida en los hospitales, en donde ésta es un evento cotidiano.
Específicos:

- Propiciar que el personal de la salud desarrolle las *cuatro habilidades básicas* para brindar una atención considerada, cálida y humana al enfermo y a su familia en la etapa final de la vida.
- Contribuir a que el personal de la salud identifique sus emociones y aprenda a manejar de una mejor manera el estrés que se genera cuando enfrentan el sufrimiento y la muerte de los enfermos.
- Mejorar la satisfacción del personal de la salud en relación con su desempeño humano en el momento de acompañar y ser testigos de la muerte de los enfermos.
- Mejorar la satisfacción del usuario (enfermo o familiar) en relación con el trato humano y el acompañamiento y apoyo emocional que reciben en el momento de enfrentar el dolor y el sufrimiento por la muerte.

Recomendaciones para el uso de este libro

El personal de la salud puede utilizar este manual en formas diferentes, a continuación se describe cada una de ellas:

a) **Como libro de texto individual.** Cada lector lo puede estudiar solo, según su propio ritmo de tiempo y de acuerdo con sus intereses. Este texto no sólo está dirigido a los profesionales de la salud, ya que cualquier persona interesada en acompañar emocionalmente a un ser querido o algún amigo puede beneficiarse de su lectura.

b) **Como base para discusiones grupales interdisciplinarias en cada servicio.** Estas discusiones grupales se pueden organizar entre el personal de la salud de un mismo servicio y de un mismo turno en forma semanal, sobre todo en los que están más expuestos a presenciar la muerte de los pacientes, como son los servicios de urgencias, terapias, cuidados intensivos, medicina interna, oncología, quimioterapia, diálisis o hemodiálisis.

c) **Como material de exposición durante las sesiones clínicas.** En conferencias semanales o mensuales en las que participen diferentes miembros del hospital que estén interesados en el tema de los cuidados al final de la vida.

d) **Como material de base para impartir un taller de "Calidad de la atención al final de la vida".** Es posible convocar al personal interesado para que curse este taller, que puede organizarse en diferentes formas: como un taller intensivo de 18 horas durante un fin de semana (en un horario de 9 a 14 horas y de 16 a 20 h), o entre semana, adecuado según los horarios que más convengan a los distintos servicios. Esta modalidad puede establecerse de manera obligatoria para el personal que, por su trabajo, debe brindar atención al final de la vida (urgencias, terapias, cuidados intensivos, medicina interna, oncología, quimioterapia, diálisis y hemodiálisis).

e) **Como material de estudio para los Grupos de apoyo mutuo para la atención al final de la vida.** Se recomienda de manera muy especial formar este tipo de grupos entre el personal de salud en los hospitales interesados en mejorar la calidad de la atención al final de la vida de los enfermos. Pueden formar parte de ellos el personal de salud que haya tomado cursos previos para el uso del manual, o los profesionales que se organicen en forma voluntaria y estén interesados en compartir sus experiencias en lo que se refiere a la atención al final de la vida que ofrecen a sus enfermos. Sin duda ésta es una manera muy útil de reforzar conocimientos que permitan al personal de salud desarrollar estas habilidades. Así pueden mejorar cada vez más su satisfacción personal y la calidad de atención que ofrecen como profesionales a quienes van a morir. (Véase "Normas para el funcionamiento de un 'Grupo de apoyo mutuo' para la atención al final de la vida", cap. 5, pág. 106.)

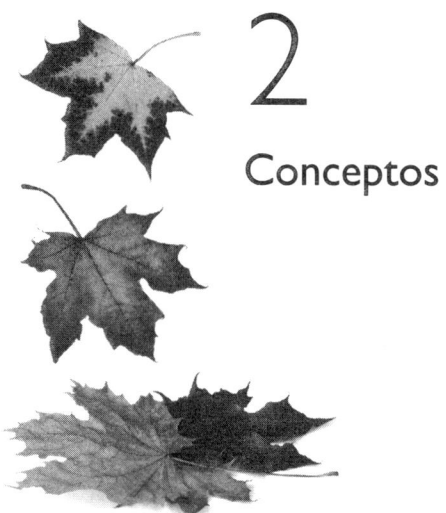

2 Conceptos

Qué es el ser humano

El ser humano no es un objeto, tampoco una noción que pueda analizarse con facilidad, ni un ente aislado, sino un individuo consciente de sí mismo que convive con otros miembros de su especie, que tiene necesidades, deseos, preferencias, emociones y una historia personal de vida generalmente compleja desde el punto de vista emocional. Se trata de un organismo vivo complejo que trasciende su esencia animal y busca su autorrealización, así como la satisfacción de sus necesidades básicas y otras de orden superior. Este ser humano es merecedor de respeto, consideración y trato digno en cualquier esfera de su vida; pero sobre todo, necesita este tipo de trato humanitario cuando está sufriendo y está próximo a morir.

No es sólo un conjunto de órganos, sistemas y tejidos que pueda analizarse en un curso de anatomía, ni un sujeto que pueda clasificarse de acuerdo con las condiciones físicas de su cuerpo, al que se le pone la etiqueta de un diagnóstico y se le trata como un organismo enfermo.

Los cuatro cuerpos del ser humano

Un ser humano es un concepto muy complejo que está integrado por cuatro "cuerpos", como lo refiere la doctora Elisabeth Kübler-Ross, fundadora de la tanatología.[1] Estos cuatro cuerpos son igualmente importantes, y por ello hay que conocerlos, atenderlos y curarlos si se pretende dar una atención integral, digna y de calidad a los enfermos y a los moribundos. En este punto resulta adecuado preguntar: ¿cuáles son estos "cuatro cuerpos" del ser humano? El *cuerpo físico*, que es ampliamente estudiado y conocido por la medicina actual moderna; el *cuerpo mental*, que está ubicado en el hemisferio izquierdo del cerebro, gracias al cual una persona tiene la capacidad de pensar, de almacenar información, y de analizarla; el *cuerpo emocional*, situado en el hemisferio derecho, por el cual percibe, siente, y reacciona ante el mundo interno y externo; y el *cuerpo espiritual*, el más difícil de comprender, que según algunas filosofías y escuelas del pensamiento orientales se encuentra en medio del entrecejo, o que algunas otras escuelas filosóficas lo ubican en el corazón, incluso hay quien sostiene que el cuerpo espiritual, o alma, se encuentra en el núcleo de cada célula que nos conforma como seres humanos.

Como puede verse, este cuerpo espiritual constituye algo que la mente humana no alcanza a comprender; al parecer, es la parte que trasciende la muerte y perdura después de la desintegración del cuerpo físico. De acuerdo con la mayoría de las sabidurías y religiones del mundo, el cuerpo espiritual o alma es la esencia más pura del ser humano; se puede decir que es la parte que lo une y lo liga a lo trascendente, al universo y sus enigmas indescifrables por la mente humana.

Por ello, si se pretende dar un trato integral al enfermo, al moribundo y a sus familiares, debe tenerse en mente lo que afirma la doctora Kübler-Ross:

> Cada uno de estos cuatro cuerpos debe ser cuidado, ya que tienen necesidades diferentes que hay que satisfacer. El ser humano que está próximo a su fin tiene una gran necesidad de ayuda: su *cuerpo físico* requiere de un diagnóstico, un tratamiento y cuidados especiales para aliviar sus molestias cuando su curación resulta imposible; su *cuerpo mental* necesita analizar y entender lo que le está pasando, amén de resolver sus "asuntos pendientes" (materiales, familiares y emocionales) para prepararse a su partida; su *cuerpo emocional* precisa comprender las emociones tan intensas que experimenta, y aprender a manejarlas para aceptar su muerte, lo que le permitirá partir en paz; su *cuerpo espiritual*

---

[1] Kübler-Ross, Elisabeth, *Working it through: workshop on life, death and transition*, Touchstone Book, 1982

necesita de reconciliarse consigo mismo, reencontrar la paz, la sabiduría, la fortaleza para poder enfrentar los momentos tan difíciles previos al abandono del cuerpo físico y a la despedida de la vida. Tal vez las necesidades espirituales del enfermo terminal son las más difíciles de comprender y de satisfacer.[2]

Esta obra contempla este concepto integral de las necesidades de los cuatro cuerpos en sus propuestas para dar una atención digna y de calidad humana, con la calidez que el enfermo en fase terminal y su familia necesitan.

Sobre la muerte y el morir humano

Es importante que el personal de la salud que atiende a los enfermos próximos a su fin conozca lo que es la muerte y el proceso humano previo al fallecimiento, para poder cambiar la actitud que por lo regular se tiene hacia este fenómeno natural. Ante todo es preciso desechar la idea de que la muerte es la "enemiga"; en otras palabras, la noción de que le gana batallas a la medicina o al personal de la salud, pues esta concepción no ayuda a enfrentarla de manera adecuada. Más bien, la muerte debe ser vista como una parte muy importante de la vida del ser humano, que inevitablemente lo alcanza, tarde o temprano, muchas veces a pesar de todos los esfuerzos que realiza el equipo de salud, del uso de la más avanzada tecnología y de los conocimientos médicos disponibles más actualizados y de vanguardia.

El campo de estudio que se ocupa de indagar todo lo relacionado con este fenómeno es la tanatología, la cual nos ayuda a comprender todos los aspectos emocionales, miedos, actitudes y comportamientos que se generan cuando la muerte se acerca o se hace presente. Estos aspectos se engloban en el término de "duelo" o "dolor del alma", que recibe ambos nombres por el profundo sufrimiento y dolor emocional que llegan a sentir las personas. Cabe aclarar que el duelo puede iniciarse antes de que sobrevenga la muerte (preduelo o duelo anticipatorio), en especial cuando se recibe un diagnóstico de una enfermedad incurable o se pierde la esperanza de curación. De la misma forma, el duelo puede iniciarse después de que ocurre el deceso o la pérdida (posduelo o duelo posterior).

---

[2] Thieffrey, J. H., *Necesidades espirituales del enfermo terminal*: <http://www.mercaba.org/FICHAS/muerte/necesidades_espirituales_del_enfermo.htm>.

Un tanatólogo se convierte en receptor de sentimientos en esos momentos tan difíciles; actúa como un enlace entre el enfermo y su familia; es un catalizador; un espejo para que el enfermo pueda mirarse, alguien ideal para hablar sobre las ideas, miedos y fantasías sobre la muerte; una persona con quien hablar de sus emociones más profundas y de los "asuntos pendientes" que le quitan su paz y su tranquilidad.

La tanatología como ciencia humana puede ayudar al personal de salud a conocer y comprender mejor el fenómeno de la muerte, para que puedan aceptarla y enfrentarla de una mejor manera, sin tantos miedos o prejuicios. El conocimiento de esta disciplina les permitirá mejorar su satisfacción en su trabajo con el dolor humano ante la muerte, además, podrán mejorar la calidad de la atención al final de la vida que les dan a los enfermos.

Respecto al concepto mismo de la muerte, resulta interesante conocer cómo la perciben en el momento final los enfermos, cuáles son las ideas que el personal de salud tiene sobre la muerte, qué suponen que existe en el más allá y cuáles son sus creencias religiosas.

En una encuesta llevada a cabo en Estados Unidos se observó que 60% de los médicos creen que hay otra vida después de la muerte y 76% creen en Dios.[3] En otro estudio realizado por la Asociación de Tanatología del Estado de Morelos, con médicos y enfermeras que laboran en los servicios en donde ocurren muertes con mayor frecuencia, se les preguntó cuáles son sus ideas acerca de la muerte: 40% de los médicos y 55% de las enfermeras definieron este fenómeno como el "paso a otra forma de vida"; 50% de ellos y 70% de ellas refirieron que "encomiendan a Dios" al paciente recién fallecido.[4] Estos datos permiten tener un conocimiento aproximado sobre las nociones que tienen el médico y la enfermera en torno a este fenómeno, y también nos ayuda a reconocer la dimensión humana y espiritual que conlleva la atención del paciente al final de la vida.

En este punto conviene hacer una revisión de las distintas concepciones que existen sobre la muerte, a fin de comprenderla de una mejor manera. Sin embargo, sigue y seguirá siendo un enigma para la mente humana, que es incapaz de comprender lo que sucede cuando cesa la existencia física. No obstante, para lograr construir

---

[3] *Journal of General Internal Medicine*, junio de 2005: <http://www.forumlibertas.com/religion>.

[4] Palencia Ávila, Martha, *Percepciones del personal de salud del estado de Morelos sobre sus emociones alrededor de la muerte de los pacientes*, trabajo realizado para ingresar como miembro de la Asociación Mexicana de Tanatología, 1999.

una buena apreciación de lo que es la muerte, resulta pertinente aproximarse a ella desde diferentes ángulos y perspectivas. En primer lugar, es necesario hacer una comparación entre las diferentes perspectivas sobre este fenómeno, es decir, cómo se ha concebido la muerte desde el origen del pensamiento, según las diferentes perspectivas: científica, filosófica, psicológica, sociológica, religiosa y metafísica, entre otras. En segundo, debe considerarse lo que se ha llamado una "buena muerte" o una "mala muerte". En tercer lugar, conocer los distintos tipos o formas en que el ser humano llega al fin de su vida, es decir, al momento de su muerte. La revisión de estos conceptos permitirá definir lo que es una "muerte digna" o una muerte con calidad, que constituye el objetivo último de la calidad en la atención al final de la vida.

Como el estudio antes propuesto requeriría muchísimas páginas, se han elaborado cuadros sinópticos que resumen los principios generales de estos conceptos para facilitar su comprensión.[5]

Comparación de diferentes concepciones de la muerte

Cuadro 2.1. Diferentes concepciones de la muerte.

Concepción	Concepto
Científica	Cese de las funciones del órgano que regula las funciones del cuerpo humano. Es decir, cuando el cerebro ya no tiene la capacidad de controlar el latido cardiaco, la respiración y la actividad de los diferentes órganos y sistemas.
Filosófica	*Sócrates*: La muerte es el fin del cuerpo físico; pero más allá el alma continúa viviendo como sustancia entérica e inmortal. *Platón*: Morir es sólo abandonar el cuerpo; el alma es conocimiento y éste es eterno. La muerte nos da la esperanza de encontrar una vida mejor que la nuestra.

[5] Palencia Ávila, Martha, *Apuntes Módulo de Introducción a la Tanatología. Concepto de muerte*, Diplomado de Tanatología, Asociación de Tanatología del Estado de Morelos, A. C., 2001.

Cuadro 2.1. (*Continuación.*)

Concepción	Concepto
Psicológica	*Freud* (psicoanalítica): Representa la tendencia o pulsión irreductible de todo ser vivo a retornar al estado inorgánico. *Maslow* (psicología humanística): La muerte es la experiencia cumbre de trascendencia del ser humano. *Jung* (psicología transpersonal): La muerte es el inicio del viaje del alma hacia su renacimiento, que es un proceso de trasmutación de la forma física a la espiritual (que este investigador denominó "transustancias"). *Rogers* (psicología humanística): La muerte es la liberación de la conciencia individual hacia la conciencia cósmica, viene a ser como un río que desemboca en las aguas del océano.
Sociológica	*Sociología*: El ser humano percibe la muerte de acuerdo con las creencias y valores de su cultura familiar y social. *Cultura occidental*: Según sus ideas predominantemente materialistas, la muerte es un suceso no deseado que llega inevitablemente. *Cultura oriental*: Considera que la muerte es el momento del "desapego" de lo material, para lo cual debemos prepararnos durante la vida.
Religiosa	*Cristianismo*: Fin de la vida terrenal, tras la cual el alma entrega "cuentas" de sus actos al Creador, todopoderoso. *Budismo*: La muerte es el momento en que el alma abandona el cuerpo y sigue su proceso de evolución, según las leyes del *karma*, las cuales afirman que reencarnamos de nuevo con otro cuerpo para "saldar" las cuentas pendientes de otras vidas, hasta lograr la purificación total. *Judaísmo*: La muerte es el punto que marca la distinción entre lo humano y lo divino, y lo divino es de Jehová; la muerte es vista como un castigo por el pecado original de Adán y Eva. *Hinduismo*: La muerte es la continuidad de la vida, pero en otro plano. Además, cree en la reencarnación y la "purificación del alma" a través de cada vida, si se trabaja el amor y el servicio a los demás.

Metafísica	La muerte del cuerpo físico es sólo el desprendimiento de la energía del espíritu que regresa de nuevo a la fuente de la creación universal, que a fin de cuentas es sólo energía de amor y perfección.

De acuerdo con las diferentes concepciones de la muerte anteriores, pareciera que en el momento en que termina la vida, el cuerpo físico cesa sus funciones definitivamente, pero el espíritu (o energía vital, cuerpo espiritual o alma) trasciende de alguna manera. Ante esta conclusión, surge la interrogante: ¿a dónde transciende?, ¿a dónde se va? A la luz, ¿pero, qué es la luz? Precisamente aquí está la mayor incógnita que ha intrigado al ser humano desde que tomó conciencia de sí mismo. Para contestar estas interrogantes, resulta interesante analizar los estudios sobre las "experiencias cercanas a la muerte" o "experiencias de casi muerte" por las que han pasado miles de personas en todo el mundo, a quienes se les diagnosticó muerte clínica por unos instantes. El doctor Moody inició el estudio de cientos de estos casos en la década de 1960.[6]

Quienes han pasado por estas experiencias y han experimentado el paso a la muerte o al "más allá" a través de un túnel, dan sus testimonios: refieren una gran quietud, un silencio lleno de tranquilidad y armonía muy alejado de la idea terrorífica que con frecuencia se tiene sobre la muerte. Estos estudios tienden a demostrar que el espíritu del ser humano sigue viviendo y regresa a la "luz", a la paz que algunos pensadores reconocen como de la fuente de la vida o Dios.

Muchas de las personas que son "regresadas" a este mundo después de una "experiencia casi mortal", se sienten frustradas por tener que reiniciar la vida en un cuerpo físico denso, limitado y muchas veces enfermo y cansado. De hecho, existe una fundación para el estudio de estas "experiencias cercanas a la muerte", que se denomina "Fundación para la Investigación de Experiencias Cercanas a la Muerte", la cual tiene un sitio en Internet, en donde las personas que han tenido estas vivencias las comparten y tratan de hacernos entender a los mortales cómo es el momento final de nuestra vida al experimentar la muerte.[7]

---

[6] Moody, Raymond, *Vida después de la muerte*, EDAF, España, 2002, p. 54.
[7] Near Death Experience Research Foundation, 2005: <http://www.nderf.org>.

Por tanto, pareciera que el fin de la existencia de un ser humano no sólo equivale a la muerte de su cuerpo físico, sino que puede ser vista como una transformación a otra forma de vida, de acuerdo con la mayoría de las religiones y escuelas de pensamiento en la historia de la humanidad, y a investigaciones serias realizadas sobre el tema desde la década de los sesentas, así como a las experiencias vividas por miles de personas que han muerto y regresado a la vida.

En conclusión, la muerte no sólo puede ser interpretada como decadencia, destrucción o aniquilación; sino también puede considerarse como el momento final de la vida física del ser humano, en el que se lleva a cabo una transformación muy profunda, tan profunda, que la mente humana no alcanza a comprender. Lo único que podemos saber de acuerdo con el análisis expuesto, es que regresamos a una gran luz, que nos atrae y nos llena de serenidad y paz.

Conceptos sobre la buena y mala muertes

Sin importar el destino que nos espera después de la muerte, como seres humanos tenemos concepciones de lo que es tener una buena o una mala muerte, es decir, la forma de salir de esta vida física.

Buena muerte	Mala muerte
Dejar de existir en la vejez, después de haber "cumplido" con lo que la sociedad dicta (tener hijos, ser feliz, productivo y útil a la sociedad, entre otras cosas).	Fallecer joven sin haber "cumplido" con la misión que impone la sociedad (tener hijos, ser productivo y útil a la sociedad, entre otras cosas).
Fenecer de manera "natural", sin sufrimientos, enfermedades, accidentes y sin violencia.	Dejar de existir de manera "no natural", con sufrimientos, enfermedades, por accidentes o por un hecho violento (homicidio o suicidio).
Perecer sin resentimientos ni rencores y cerca de los seres queridos.	Morir con resentimientos y rencores, o lejos de los seres queridos.

Tipos de muerte del ser humano

Existen diferentes tipos de muerte, de acuerdo con el tiempo y la forma en que los seres humanos podemos morir.

Muerte natural:

- Repentina: embolia, infarto, choque anafiláctico o cualquier otra que causa naturalmente la muerte de un momento a otro.
- No repentina: enfermedades congénitas o cronicodegenerativas (diabetes, hipertensión, insuficiencia cardiaca o renal, etc.) o enfermedades terminales (cáncer, sida), que ponen fin a la existencia humana.

Muerte no natural:

- Accidental: cualquier suceso o fenómeno que cause el fallecimiento de la persona, ya sea en forma inmediata, a corto, mediano o largo plazo.
- Violenta: homicidio o suicidio.

Definición de muerte con calidad o muerte digna

Con base en el análisis anterior, podemos crear nuestra definición de muerte digna:

> Atención con trato humano, cálido, considerado y respetuoso (de acuerdo con las necesidades, deseos, valores y creencias del enfermo) que se le da al ser humano en la etapa final de su vida hasta el momento de su muerte, que le permite dejar su cuerpo con dignidad, y regresar a la Luz, en un ambiente de aceptación, armonía y paz, en medio de sus seres queridos que lo acompañan.

En esta obra, las propuestas para dar una atención digna y de calidad humana al enfermo moribundo y a su familia consideran un concepto amplio y profundo de la muerte, el cual sugiere estudiar y analizar por parte del personal de la salud que atiende a los seres humanos al final de la vida en el momento de su muerte. No podemos seguir atendiendo a enfermos que mueren prácticamente en nuestras manos sin entender lo que es la muerte, y el proceso emocional que se vive en esos momentos tan importantes al dejar la vida física.

Calidad de la atención al final de la vida

Cuando se le preguntó al doctor Enrique Ruelas su concepto de calidad en lo que atañe a la atención de la salud, expuso lo siguiente:

> La mejor definición que descubrí cuando me pregunté a mí mismo cuál sería la última imagen que quisiera conservar en mi memoria en el momento de partir hacia otra dimensión, sin duda es la sonrisa de quienes me rodeen en ese instante final. Eso es, para mí, la esencia de la calidad de la atención: una SONRISA. Así de simple. En efecto, la mejor definición de la calidad de la atención médica no es otra cosa que una SONRISA. No sólo por lo que una sonrisa significa para quien la recibe de otro, sino también para quien la expresa espontáneamente por convicción. En ambos casos la sonrisa puede revelar satisfacción, orgullo, comprensión, compasión, solidaridad, cariño, agradecimiento, ternura... calidad.

Esta definición del doctor Ruelas, quien instituyó la "Cruzada Nacional por la Calidad de los Servicios de Salud", nos permite comprender de una manera muy sencilla y profunda a la vez lo que es la calidad de la atención a la salud, en el caso que nos ocupa, en el momento de la muerte. Esta cruzada nacional tuvo como objetivo fundamental lograr que se diera un trato digno y adecuado a los enfermos y sus familiares, lo que permitiría brindar en todas las instituciones de salud servicios más efectivos.[8]

Por ello, el propio doctor Ruelas identificó en cada una de las letras de la palabra **SONRÍE**, el significado específico de la calidad, de manera que el personal de salud recuerde siempre y fácilmente hacia dónde dirigir sus esfuerzos para otorgar servicios de alta calidad. De esta manera, calidad de la atención médica significa: Seguridad para el paciente (evitarle riesgos innecesarios y protegerlo de los inevita-

---

[8] Ruelas Barajas, Enrique, *Plan de Acción de la Cruzada Nacional por la Calidad de los Servicios de Salud*, Subsecretaría de Innovación y Calidad, 2001.

bles), **O**portunidad de la atención, **N**ecesidades satisfechas (físicas y emocionales). En la dimensión técnica de la calidad, a la cual en la cruzada se le ha denominado "atención médica efectiva": **R**esultados clínicos esperados, que puedan ser constatados con **I**ndicadores, que permitan demostrar la **E**fectividad de la atención médica. Por último, en la dimensión interpersonal, a la que se ha denominado "trato digno" (**RIE**): **R**espeto a la dignidad del paciente; **I**nformación verídica (que el paciente entienda sobre su diagnóstico, pronóstico y tratamiento, así como sobre el proceso de su enfermedad y, si es el caso, de su tránsito final) y **E**mpatía (cortesía, amabilidad, cariño…).

De acuerdo con lo anterior la "calidad de la atención al final de la vida" se puede definir como:

> El cuidado adecuado desde el punto de vista tanto humano como técnico, que se brinda al enfermo grave o en fase terminal antes de su fallecimiento.

Dicho cuidado reúne los requisitos de seguridad, oportunidad, satisfacción de necesidades, resultados, indicadores y efectividad, así como un trato digno con respeto, información adecuada y empatía. Estos son los lineamientos humanísticos que fundamentan el contenido de este texto para ofrecer atención con calidez y humanismo al final de la vida.

Como fundamentos operativos de la calidad de la atención al final de la vida, pueden tomarse los principios que propone la ética médica en el final de la vida, los cuales establecen requisitos mínimos para que los cuidados puedan ser de calidad; a continuación se mencionan y explican en forma breve.[9]

Requisitos para brindar una atención al final de la vida

1. Diagnóstico médico adecuado. Todos los enfermos deben tener un diagnóstico adecuado y corroborado, tomando en cuenta los métodos diagnósticos disponibles tan eficaces con los que cuenta el conocimiento médico actual.

---

[9] De la Vega, Verónica y cols., Facultad de Medicina de la Universidad Nacional del Nordeste de Argentina: <http://www.intermedicina.com/Publicaciones/Pub-02.htm>.

2. Tratamiento médico adecuado. Los enfermos y sus familiares deben tener la seguridad de que se les está proporcionando el mejor tratamiento médico posible y adecuado a su diagnóstico. Deben tener la opción de elegir el lugar y la forma de cuidado que el enfermo recibirá en sus últimos días; además, se debe alentar a éste a discutir de antemano sus deseos con respecto al tratamiento de sostén que recibirá, para lo cual el médico debe darle guía y apoyo; eventualmente se tendrá que elegir un sustituto para tomar decisiones. Se debe discutir un plan terapéutico aceptable para el enfermo, la familia y el equipo médico, el cual debe incluir:

- Mantener o mejorar la calidad de vida.
- La probabilidad de sobrevida.
- El costo-beneficio de la terapéutica.

3. Control adecuado del dolor y los síntomas físicos. Ningún paciente debe morir con dolores o síntomas tratables, como náuseas, disnea, hemorragias, etc. Esto es lo que hoy día se conoce como "cuidados paliativos", es decir, paliar (aliviar, disminuir, o mitigar) los síntomas físicos molestos que hacen sufrir al enfermo al final de la vida. El control del sufrimiento físico debe ser el principal objetivo para dar calidad en la atención al final de la vida. Las dolencias pueden ser previstas y controladas de manera oportuna para evitar que lleguen a ser incontrolables.

4. Apoyo o acompañamiento emocional al enfermo y su familia. El apoyo emocional al paciente debe adecuarse a cada grupo familiar, sin olvidar que cobra especial importancia una buena relación entre el personal de salud, el enfermo y la familia. También entran en juego todos los factores psicológicos, sociales, económicos, culturales y espirituales, para ello es fundamental contar con el respaldo de un equipo multidisciplinario, en donde un tanatólogo o personal capacitado en tanatología participen en el cuidado del enfermo; en ciertos casos, algunos de los enfermos necesitan que alguien los escuche y los ayude a disminuir sus miedos o sus culpas. De la misma forma, ciertos familiares requieren acompañamiento emocional durante la enfermedad de su ser querido, así como después del fallecimiento. El conocimiento de la tanatología permite al personal de la salud aprender técnicas específicas para escuchar el dolor emocional de los enfermos y sus familiares de forma humanitaria y considerada.

En resumen, todo el personal de la salud que cuida a los enfermos en fase terminal debe hacerse cuatro preguntas para determinar si la atención que ofrece es de calidad:

1. ¿Cuento con un buen diagnóstico comprobado por medios clínicos?
2. ¿Le proporciono el mejor tratamiento médico al enfermo?
3. ¿Estoy manejando adecuadamente el dolor y los síntomas del enfermo?
4. ¿Apoyo o acompaño emocionalmente a mi paciente y a su familia?

Cabe agregar que la calidad del cuidado al final de la vida constituye un desafío para el personal de salud y para los familiares del paciente, ya que no sólo incluye la parte física del tratamiento, sino la parte emocional; en ocasiones puede ser muy delicado manejar y satisfacer las necesidades del enfermo. Por tanto, el personal de la salud debe considerar los deseos y las necesidades de cada enfermo y tomar decisiones difíciles con base en principios éticos relacionados con el ejercicio de su profesión.

Conceptos básicos sobre la atención médica al final de la vida

La atención a los pacientes que se encuentran al final de la vida es un nuevo campo de conocimiento que comprende el estudio de las situaciones clínicas más frecuentes de la atención médica en esta etapa última de la existencia, así como los aspectos terapéuticos y éticos que sirven de guías para la toma de decisiones médicas y éticas. La Organización Médica Colegial y Sociedad Española de Cuidados Paliativos publicó en 1990 un documento que denominó "Declaración sobre la Atención Médica al Final de la Vida" el cual define los siguientes conceptos.[10]

---

[10] Organización Médica Colegial y Sociedad Española de Cuidados Paliativos: <http://www.unav.es/cdb/serpal1.html>.

Situaciones clínicas frecuentes que enfrenta el personal de salud con los pacientes que se encuentran al final de la vida

1. Enfermedad incurable avanzada de curso progresivo, gradual, con diverso grado de afectación de autonomía y calidad de vida, con respuesta variable al tratamiento específico, que evolucionará hacia la muerte a mediano plazo.
2. Enfermedad terminal avanzada en fase evolutiva e irreversible con síntomas múltiples, impacto emocional, pérdida de autonomía, con muy escasa o nula capacidad de respuesta al tratamiento específico y con un pronóstico de vida limitado a semanas o meses, en un contexto de fragilidad progresiva.
3. Situación de agonía que precede a la muerte cuando ésta se produce en forma gradual, y en la cual existe deterioro físico intenso, debilidad extrema, alta frecuencia de trastornos cognitivos y de la conciencia, dificultad de relación e ingesta y pronóstico de vida en horas o días.

Aspectos terapéuticos y éticos que comprende la atención de los pacientes que se encuentran al final de la vida

Analgesia. Se entiende como el control del dolor, que combina medidas farmacológicas y generales. La analgesia correcta, así como la eliminación o reducción de los demás síntomas que alteran la calidad de vida, debe ser un objetivo prioritario en todas las fases evolutivas de la enfermedad. En casos de dolor intenso, la morfina y otros derivados opioides, administrados de preferencia por vía oral, son los fármacos de elección para su control.

Sedación. Tiene diversas acepciones en función de los distintos casos en los que se aplica. En todos ellos se combina el objetivo fundamental de controlar algunos síntomas con una posible disminución de la conciencia en situaciones de agonía. Los problemas en los que se requiere con más frecuencia son en el tratamiento de algunos trastornos refractarios, generalmente en fase agónica: ansiedad extrema, delirium, confusión, hemorragia masiva y disnea. Consiste en la disminución deliberada de la conciencia con el objetivo de evitar un sufrimiento insostenible.

En general, se trata de una medida gradual, susceptible de tomarse con la participación del enfermo o, en su defecto, de sus familiares, y que puede llegar a la sedación completa e irreversible. Desde el punto de vista ético, la sedación terminal se distingue del coctel lítico en que su intencionalidad es la de controlar los síntomas, su gradualidad, y en que participan el enfermo y su familia. La sedación también puede ser consecuencia (doble efecto) de la analgesia.

Coctel lítico. (También llamado cacotanasia o eutanasia involuntaria.) Consiste en la administración de fármacos, generalmente por vía endovenosa, con el objetivo común de abolir la conciencia y acortar la vida, llevado a cabo de manera brusca y no gradual, por lo general sin participación del enfermo, a petición de la familia o por decisión del equipo terapéutico. La práctica de coctel lítico muestra también una cierta incapacidad de los equipos médicos para resolver los problemas habituales de control de síntomas e impacto emocional en enfermos y familiares.

Tratamiento fútil. Terapéutica que no produce beneficio alguno al paciente. También se incluyen supuestos en los que el beneficio puede ser muy pequeño y, por tanto, la intervención puede no estar indicada. La obstinación o encarnizamiento terapéutico tienen tendencia a practicar y priorizar intervenciones fútiles, en el sentido de proponer medidas de carácter curativo en fases en las cuales son inapropiadas.

Eutanasia. Procedimiento extremo que incluye exclusivamente la acción u omisión, directa e intencionada, encaminada a provocar la muerte de una persona que padece una enfermedad avanzada o terminal, a petición expresa y reiterada de ésta. Aunque etimológicamente signifique "buena muerte", hoy día es un término circunscrito a esta definición.

Eutanasia pasiva. Se ha definido como la cesación o no inicio de medidas terapéuticas fútiles o innecesarias en un enfermo que se encuentre en situación de enfermedad terminal. Para evitar confusiones, este término no debería utilizarse, ya que estas actuaciones no constituyen ninguna forma de eutanasia y deben considerarse como parte de la buena práctica.

Voluntades anticipadas o testamento vital. Consisten en la descripción explícita de los deseos que expresa una persona para su atención en situaciones en las que no pueda manifestar su voluntad, tales como el coma persistente irreversible y trastornos cognitivos que anulen o disminuyan la capacidad de decisión. En su mayor parte, proponen actitudes y acciones de buena práctica médica (no alargar la vida innecesariamente, no utilizar medidas desproporcionadas, etc.), así como la posibilidad de delegar las decisiones en uno o varios interlocutores.

Las voluntades anticipadas son una expresión de autonomía y de la libertad de elección de los medios terapéuticos, y deben ser respetadas por los médicos y otros profesionales, así como por las organizaciones. Es importante recalcar que las voluntades anticipadas no pueden incluir la demanda de eutanasia, ya que sería ilegal, y también contradictoria con los principios de la buena práctica médica.

Suicidio asistido. Ayuda indirecta al deseo de quitarse la vida, a demanda de una persona con o sin enfermedad avanzada irreversible. En caso que no pueda realizarlo por limitaciones de carácter físico, se trata de ayuda directa o cooperación necesaria.

Obstinación o encarnizamiento terapéutico. Adopción de medidas diagnósticas o terapéuticas, en general con objetivos curativos no indicados en fases avanzadas y terminales, de manera desproporcionada, o uso de medios extraordinarios (nutrición parenteral, hidratación forzada) con objeto de alargar innecesariamente la vida en la situación claramente definida de agonía. Las causas de la obstinación pueden incluir las dificultades en la aceptación del proceso de muerte, el ambiente curativo, la falta de formación, la demanda del enfermo y la familia, o la presión para el uso de tecnología diagnóstica o terapéutica. Entre sus consecuencias podemos destacar la frustración de equipos y enfermos, así como la ineficiencia debida al uso inadecuado de recursos.

Abandono. Falta de atención adecuada a las múltiples necesidades del entorno del paciente y su familia. Entre otras razones destacan la falsa idea de que "ya no hay nada que hacer" y una formación insuficiente en cuidados paliativos.

"Buena práctica" médica. En la atención al final de la vida, se puede considerar como una buena práctica médica la aplicación de los objetivos (dignidad y calidad de vida), principios (atención integral de enfermo y familia) y métodos (control de síntomas, soporte emocional y comunicación, cambio de organización) de los cuidados paliativos. Asimismo, la aplicación de medidas terapéuticas proporcionadas, evitando tanto la obstinación o encarnizamiento como el abandono, el alargamiento innecesario (futilidad) y el acortamiento deliberado de la vida (cacotanasia o coctel lítico).

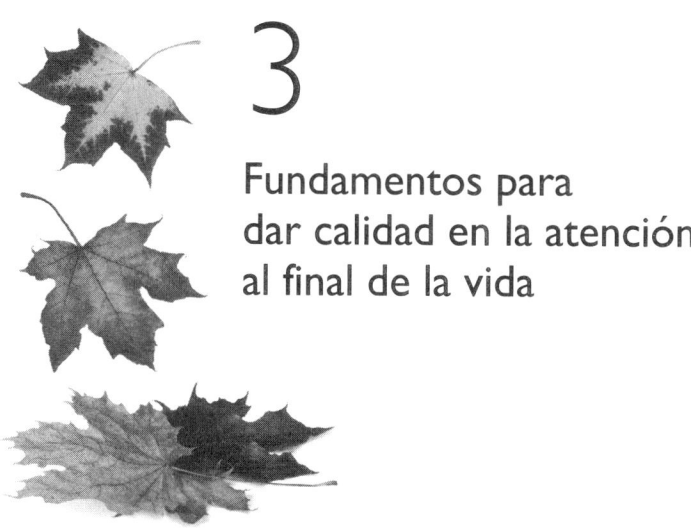

3
Fundamentos para dar calidad en la atención al final de la vida

Necesidades y deseos del ser humano en el momento de la muerte

Una organización denominada "Envejeciendo con Dignidad" (*Aging With Dignity*), en Tallahassee, Florida, publicó una lista de los "Cinco deseos" del ser humano al enfrentar la muerte. Esta lista de los "Cinco deseos", es un formato que la persona interesada debe llenar y entregar firmada con testigos a su médico y sus familiares, para que llegado el momento, puedan cumplirse sus deseos. Estos "Cinco deseos" se han popularizado mucho en Estados Unidos, ya que se establecen aspectos muy concretos en relación con la última voluntad respecto de los cuidados que se quieren recibir en esos momentos tan difíciles al final de la vida. Estos deseos se han legalizado en 33 estados de la Unión Americana y en el Distrito de Columbia; cada uno de ellos contiene una serie de puntos que el interesado deberá elegir antes de firmarlo. En resumen, estos "Cinco deseos" son los siguientes:[1]

1. Tener una persona que yo designe para que pueda tomar las decisiones sobre mi cuidado cuando yo ya no pueda hacerlo.
2. Poder decidir sobre el tipo de tratamiento médico que yo quiera recibir, incluyendo medidas de mantenimiento en caso de que-

---

[1] Lynn, Joanne y cols., *Improving care for the end of life,* Center to Improve Care for the Dying, Oxford University Press, Washington, 2000, p. 328.

dar inconsciente, o de resucitación en caso de paro cardiorrespiratorio.
3. No sentir incomodidades como dolor o síntomas como náuseas, vómitos, o cualquier otra cosa que me haga sentir incómodo.
4. Recibir un trato cálido, considerado y digno de las personas a mi alrededor.
5. Poder comunicarles a los míos mi amor y mi necesidad de su perdón.

Como puede percibirse, las tres necesidades básicas detrás de estos deseos son:

- La necesidad de participar en las decisiones de su cuidado hasta el final.
- La necesidad de no sufrir físicamente.
- La necesidad emocional de las manifestaciones de comprensión, apoyo, amor y perdón.

En nuestra experiencia la necesidad del *perdón* es uno de los elementos más importantes en el acompañamiento y apoyo emocional al final de la vida. El enfermo necesita hablar de sus "asuntos pendientes" con sus familiares para poder partir en paz.

En una "Encuesta rápida" realizada por nuestra asociación[2] a 250 personas a través del programa de radio y televisión "No estás solo", así como a nuestros pacientes, alumnos y voluntarios, se encontró que los "Tres deseos" más frecuentes de un ser humano, en cuanto al tipo de trato que quisieran recibir por parte de sus médicos y de sus enfermeras que los atiendan al final de su vida, son los siguientes:

- **Primer deseo:** "Trato amable, considerado, comprensivo y cariñoso."
- **Segundo deseo:** "Que no me dejen solo, de ser posible tener a un ser querido de mi mano."
- **Tercer deseo:** "Honestidad para saber la verdad de lo que está pasando."

---

[2] Marsland, Ana, *Resultados encuesta rápida: Los tres deseos al final de la vida para el médico y la enfermera*, Asociación de Tanatología del Estado de Morelos, A. C., 2004.

Es importante que el personal de la salud reconozca qué es lo que los seres humanos bajo su cuidado al final de su vida esperan de ellos. De esta forma podrán ofrecerles la calidad humana y la cercanía emocional que todos desearíamos recibir en esos difíciles últimos momentos de nuestra vida y que, sin duda, nos gustaría que nuestros seres queridos también recibieran en esos momentos.

Los siete derechos del enfermo grave o en fase terminal

Los "Derechos del paciente terminal", establecidos por la OMS en 1990, están de acuerdo con el ejercicio de la medicina paliativa e incluyen, entre otros, el derecho a participar en las decisiones terapéuticas, a no morir solo o con dolor, a no ser engañado, a la asistencia de parte de y para la familia.[3]

Los derechos de los enfermos al final de la vida que se proponen aquí surgen como fruto de la reflexión que ha acompañado a la experiencia de servicio durante cuatro años, a través de los cinco módulos de "Acompañamiento emocional tanatológico" de nuestra asociación, así como de lo expresado por enfermos y familiares en las diversas encuestas que se han realizado. En particular, en una encuesta realizada, en 2000, a los enfermos graves y en fase terminal de los hospitales del estado de Morelos se identificaron las necesidades más importantes en esos difíciles momentos, que se convirtieron en los primeros "Derechos del enfermo grave o en fase terminal". Esta propuesta se presentó a la Comisión de Salud del Congreso del Estado de Morelos, así como a la Comisión Estatal de Derechos Humanos. Los "Siete derechos" que se presentan a continuación son el resultado de esta experiencia en el estado de Morelos:[4]

Los siete derechos del enfermo grave o en fase terminal

1. A recibir la atención y los cuidados necesarios, incluyendo el manejo adecuado del dolor hasta el último momento.
2. A saber la verdad de su enfermedad y las consecuencias de su tratamiento.

---

[3] Organización Mundial de la Salud, *Derechos de los pacientes terminales*: <http://www.bus.sld.cu/revistas/onc/volII_1_95/onced195.htm>.

[4] Palencia Ávila, Martha, *Los siete derechos de los enfermos graves o en fase terminal*, Asociación de Tanatología del Estado de Morelos, A. C., 2004.

3. A ser tratado con consideración, respeto y dignidad hasta el último momento.
4. A participar en las decisiones de sus cuidados y tratamientos hasta donde sea posible.
5. A expresar sus preocupaciones con libertad y ser escuchado por el personal de la salud.
6. A no morir solo, que pueda haber alguien junto a él, de ser posible un ser querido.
7. A morir en forma natural y en paz, sin que se le prolongue la agonía cuando ya no haya posibilidades de recuperación.

Los siete derechos del familiar de un enfermo grave o en fase terminal

De acuerdo con la experiencia de "apoyo emocional tanatológico" a los familiares de los enfermos graves o en fase terminal, se proponen los siguientes derechos como los más importantes para los seres queridos del enfermo al final de su vida:[5]

Los siete derechos del familiar del enfermo grave o en fase terminal

1. A saber la verdad sobre la situación de su ser querido.
2. A que se les comunique la situación de salud de su ser querido en forma clara y cordial, incluyendo la evolución y pronóstico de su enfermedad, dando el tiempo suficiente para aclarar dudas.
3. A ser tratados con consideración, respeto y dignidad durante el tiempo en que su ser querido esté recibiendo atención.
4. A expresar sus preocupaciones sobre su enfermo para satisfacer sus necesidades de información, y con esto facilitar su aceptación de la enfermedad y de la muerte.
5. A que se les oriente sobre cómo ayudar a su enfermo en el manejo de sus medicamentos y de sus cuidados higiénico-dietéticos.
6. A que se les prepare para reconocer los síntomas al final de la vida, para poder identificar la cercanía de la muerte y poder acompañar de una mejor manera y despedir a su ser querido.
7. A ser apoyados en los trámites administrativos una vez que haya sucedido el deceso, para evitar tiempos prolongados de espera.

[5] Palencia Ávila, Martha, *Los siete derechos de los familiares de los enfermos graves o en fase terminal*, Asociación de Tanatología del Estado de Morelos, A. C., 2004.

Los siete errores que deben evitarse en la atención al final de la vida

Las siguientes situaciones son las que se consideran como las más dolorosas o difíciles a las que el enfermo o la familia pueden enfrentarse cuando reciben atención al final de la vida. Son aspectos muy importantes que el personal de la salud deberá evitar para ofrecer una buena calidad de la atención al final de la vida de sus enfermos:

1. Tratar con poca consideración humana, poco respeto y poca cordialidad al enfermo grave o en fase terminal y a sus familiares. Debe considerarse que una actitud fría, indiferente o impersonal cuando se está frente a ellos en esos momentos tan difíciles, puede percibirse como una falta de respeto que puede ofenderlos, y agravar aún más la situación emocional en que se encuentran. (Véase Habilidad 1: "Comprender y manejar las emociones humanas ante la muerte", pág. 42.)

2. Dar las noticias de forma poco considerada: Hay que considerar las emociones que se generan tanto en el enfermo como en la familia cuando se recibe una mala noticia, y tomando en cuenta que la primera reacción ante una mala noticia es la "negación" como mecanismo de defensa inconsciente, la forma de dar la noticia es de suma importancia, para ayudarlos a comprenderla y aceptarla. (Véase Habilidad 3: "Dar las malas noticias de manera considerada", pág. 79.)

3. No decir la verdad de la situación, por grave que ésta sea. El no decir la verdad provoca incertidumbre, confusión, exclusión, soledad. Debe considerarse que el "saber la verdad" es uno de los "Siete derechos" del enfermo grave o en fase terminal y de los familiares, ya que les permite prepararse para arreglar sus "asuntos pendientes" (emocionales, materiales, legales y espirituales), y también para la despedida.

4. No explicarle al enfermo y a la familia con claridad y detalle la situación específica de su padecimiento y de su tratamiento. Hay que considerar la falta de información sobre asuntos médicos, y la confusión mental que se genera por las emociones que se presentan en esos momentos. Es importante explicar con detalle la situación actual, así como el pronóstico y las posibles complicaciones. Dar sólo un nombre al diagnóstico nunca es suficiente. Debe asegurarse que la comunicación fue efectiva. (Véase Habilidad 3.)

5. No tener la suficiente paciencia o tolerancia con las actitudes o reacciones del enfermo o de la familia. Es necesario considerar la importancia de la expresión de las emociones como parte natural del difícil proceso que están viviendo y la importancia que tiene para ellos poder expresarlas y poder compartirlas con su médico o enfermera. (Véase Habilidad 3.)

6. Hablar de la gravedad como algo absoluto y sin esperanza alguna. Cabe considerar que aun cuando la situación sea demasiado crítica, es importante hablar con la verdad, con mucha claridad, pero de una forma que no elimine por completo la esperanza que el enfermo y la familia necesitan en ese momento tan difícil. En ocasiones existe la posibilidad de una recuperación inesperada que muchas veces la ciencia médica no puede explicar. (Véase Habilidad 3.)

7. Establecer una fecha probable para el fallecimiento. Debe considerarse que en algunos casos el enfermo o los familiares exigen la predicción de una fecha; sin embargo, es arriesgado darla, aun con una buena experiencia clínica, y puede propiciarse demasiada tensión en el enfermo o la familia. Incluso si se falla en el cálculo de la sobrevida, el médico pierde mucha credibilidad y se provoca enojo y molestia hacia él. (Véase Habilidad 3.)

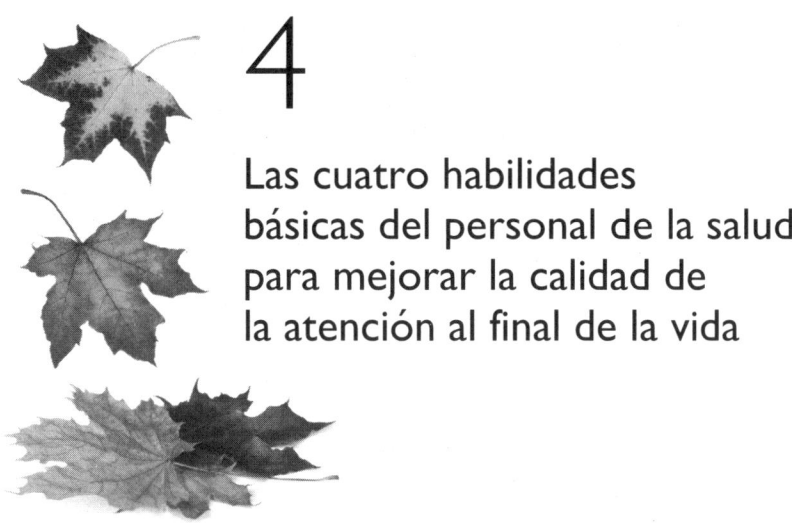

4
Las cuatro habilidades básicas del personal de la salud para mejorar la calidad de la atención al final de la vida

El aprendizaje en cualquier campo consta de dos elementos fundamentales: conocimientos y habilidades. En el momento del ejercicio profesional los dos interaccionan en forma dinámica para dar como resultado un correcto acto asistencial. Una habilidad se define como "la gracia o destreza para ejecutar una cosa".[1] Éstas constituyen la parte "artística" de la profesión asistencial que puede aportar diferenciación y calidad en un servicio.

Se pueden resumir en cuatro las habilidades necesarias para que el personal de la salud pueda realizar con gracia y destreza la atención de los enfermos al final de la vida. Esto sin duda les permitirá también manejar adecuadamente el nivel de estrés que se genera al enfrentar la muerte de los enfermos y el sufrimiento de los familiares. De esta forma, será posible lograr una mayor satisfacción, tanto del personal de la salud como de los enfermos y sus familiares, y con esto ofrecer una calidad aceptable en los cuidados al final de la vida que tanta falta hacen en nuestros hospitales.

Estas cuatro habilidades básicas se pueden dividir en dos tipos:

- **Habilidades humanísticas:** Aquellas que requieren de un cierto nivel de conciencia emocional y de cierta sensibilidad personal relacionada con las emociones, tanto personales como las del otro.

[1] Real Academia Española, *Diccionario de la Lengua Española*, Espasa-Calpe, España, 1992.

- **Habilidades técnicas:** Son las que requieren de cierta información o conocimiento técnico sobre cómo llevar a cabo los pasos necesarios para realizar una tarea específica.

Las cuatro habilidades aquí propuestas son de tipo humanístico-técnico, ya que se requieren ambas dimensiones para poder desarrollarlas y son:

- **Habilidad 1:** Comprender y manejar las emociones humanas ante la muerte.
- **Habilidad 2:** Manejar el "contagio emocional" cuando el dolor del enfermo y su familia me recuerda mis propios duelos o mis asuntos no resueltos.
- **Habilidad 3:** Dar las malas noticias de manera considerada.
- **Habilidad 4:** Acompañar con dignidad el momento de la muerte.

Es importante destacar que para poder desarrollar cualquiera de estas habilidades se requiere de dos cosas. En primer lugar de un compromiso por parte del personal de la salud: es necesario que cada uno de ellos desee mejorar su manejo emocional de las situaciones frente a la muerte, para poder dar calidad en la atención que ofrece a los enfermos y familiares al final de la vida. En segundo lugar, se requiere disponer del tiempo para llevar a cabo estas recomendaciones, ya que en esos momentos difíciles ante el dolor y el sufrimiento es importante adoptar una actitud relajada y tranquila en donde se requiere tener suficiente tiempo disponible para poder lograrlo. Ante las prisas y el estrés es difícil que el ser humano pueda realizar cualquier tarea con calidad. A continuación se describen los pasos para desarrollar cada una de estas habilidades.

Habilidad 1: Comprender y manejar las emociones humanas ante la muerte

Solamente siendo capaces de reconocer las emociones del ser humano ante la muerte, podremos tener una actitud más empática y comprensiva con los moribundos y sus familiares.

Parece increíble reconocer que al personal de la salud no se nos capacita para conocer y comprender las emociones humanas ante el dolor, el sufrimiento y la muerte, pues las emociones son una situación cotidiana y un acompañante inseparable durante el trabajo en el hospital con los enfermos y sus familiares. Tenemos que sufrir las situaciones emocionales que presenciamos cada día en nuestra práctica profesional, pues no sabemos identificar ni manejar estas circunstancias emocionales tan delicadas y difíciles. No sabemos cómo manejar las emociones dentro de nosotros mismos, y mucho menos las de los enfermos y sus familiares afligidos y muchas veces desesperados ante la situación de su ser querido. Muchas veces nos escudamos detrás de una actitud profesional fría que lastima mucho a los enfermos y a sus familiares; y a nosotros nos hace sentir frustrados o incapaces ante esas situaciones emocionales para las que nadie nos preparó para manejar o enfrentar.

Por esta razón, consideramos ésta como la primera habilidad que el personal de la salud debe manejar adecuadamente para dar calidad en la atención al final de la vida. Esta habilidad requiere del reconocimiento de cuatro elementos que nos permiten comprender lo que es un duelo, como esta respuesta emocional humana natural ante una pérdida inminente y significativa de la vida, como puede ser perder la salud, una parte del cuerpo, a un ser querido o la vida misma, en caso del paciente que recibe la noticia de un diagnóstico fatal o que está gravemente enfermo.

Los cuatro elementos necesarios para desarrollar esta habilidad de comprender y manejar las emociones humanas ante la muerte son:

- Lo que es un duelo y sus cuatro etapas.
- Las siete emociones ante la muerte.
- Los cuatro temperamentos y su forma de reaccionar ante las pérdidas.
- Los miedos predominantes ante la muerte.

Al ser capaces de comprender y manejar estos cuatro elementos, podremos entender y manejar las emociones humanas ante la muerte, no sólo la de los enfermos y sus familiares, sino las propias, que son indispensables para poder dar calidez y calidad al final de la vida de nuestros enfermos. Si no somos capaces de identificar y manejar nuestras propias emociones, el miedo, el enojo, la tristeza, la frustración o hasta la culpa, nos impiden mantener una comunicación y actitud adecuadas y serenas ante el enfermo y su familia. Es decir, no podemos dar calidad en la atención al final de la vida.

A continuación se enuncia cada uno de estos elementos para lograr una buena comprensión de las emociones humanas ante la muerte.

Reconocer lo que es un duelo y sus cuatro etapas

Definición de duelo

Es la respuesta ante una pérdida significativa en la vida. Es el proceso humano y natural de dolerse emocionalmente ante los cambios que implican pérdidas de vida de cualquier tipo, siendo la pérdida por muerte una de las más significativas, difíciles y dolorosas que un ser humano puede experimentar.

Un duelo puede sentirse antes de la muerte (preduelo o duelo anticipatorio), como también, desde luego, después de ella (posduelo o duelo posterior).

¿Cuáles son las cuatro etapas de un duelo?

Existen varias clasificaciones en cuanto a las etapas del duelo que tiene que enfrentar el ser humano ante las pérdidas y la muerte. La más conocida es la de la doctora Elisabeth Kübler-Ross, pionera del campo de la tanatología, en su libro *Sobre la muerte y los moribundos* publicado en 1969.[2] Ella concluye, de su investigación durante más de 10 años al pie de las camas de los moribundos, que el ser humano pasa por diferentes estadios en diferentes momentos, tanto antes de la muerte (duelo anticipatorio) como después de ella (duelo posterior). En nuestra experiencia, podemos resumir estas etapas en cuatro: negación, renegación (torbellino de las siete emociones del duelo), perdón y aceptación; a continuación se describe cada una de ellas.

Negación. La mente del ser humano desarrolla mecanismos de defensa que lo protegen contra las realidades que son "demasiado" difíciles de aceptar. La negación es una forma en que la mente trata de protegernos o de "evitar" el dolor emocional, ya sea ante una noticia

---

[2] Kübler-Ross, Elisabeth, *Sobre la muerte y los moribundos*, Pax, México, 1969.

HABILIDAD 1: COMPRENDER Y MANEJAR EMOCIONES

de un diagnóstico fatal o ante la muerte de un ser querido. La negación emerge sobre todo ante una muerte súbita.[3]

Los síntomas de esta etapa son: actitud de no darle importancia a lo que está escuchando; decir que seguramente hay una equivocación, que necesita una segunda opinión de alguien más capaz, o sensación de que esto es un sueño y/o de que "No me puede estar pasando a mí".

Renegación. Se caracteriza por un torbellino de quejas y por la presencia de las siete emociones del duelo: tristeza, enojo, frustración, miedo, culpa, soledad y dolor del alma (que se explican con detalle en la siguiente sección). Para la mayoría de los seres humanos resulta difícil no sentir que las emociones se alteran cuando las circunstancias son adversas, sobre todo cuando nuestra vida o la de un ser querido está en peligro, o si alguien querido acaba de fallecer. Una característica esencial de esta etapa es la presencia del "torbellino emocional", en donde las siete emociones humanas aparecen en diferentes tonos e intensidades confundiendo la mente del ser humano. Esta es la etapa más difícil al enfrentar el sufrimiento de una pérdida o la muerte y sin duda, la etapa de mayor duración en un duelo, ya sea anterior o posterior a la muerte. La mayor parte de nuestros enfermos y sus familiares se encuentran en esta etapa del duelo anticipatorio.

Los síntomas de esta etapa son preguntarse: ¿Por qué a mí? ¿Por qué a mi familiar? ¿Qué hice para merecer esto? ¿Es esto justo? ¿Es esto un castigo de la vida o de Dios? La presencia del "torbellino emocional", que son los altibajos de las siete emociones del duelo, con diferentes intensidades y niveles, se miden del 0 (nulo o ausente) al 10 (máximo) con el "Termómetro de las siete emociones del duelo".[4] Es importante reconocer cuáles son las emociones predominantes para comprender por lo que están pasando el enfermo y sus familiares, e incluso lo que pasa dentro del personal de la salud cuando se enfrenta al sufrimiento y a la muerte de los enfermos. (Véase "Termómetro de las siete emociones del duelo", pág. 48.) Otros síntomas de esta etapa son: pérdida del ánimo o energía, necesidad de aislamiento, sensación de estar vencido y/o derrotado, cambios en los hábitos cotidianos y alteración en los cuatro cuerpos del ser hu-

---

[3] Freud, Ana, *El Yo y los mecanismos de defensa*, Paidós, 1990.
[4] Palencia Ávila, Martha, *Manual del duelo*, Asociación de Tanatología del Estado de Morelos, A. C., 2001.

mano: físico, mental, emocional y espiritual.[5] (Véase "Botiquín de sobrevivencia para el personal de salud: Cuidado de los cuatro 'cuerpos'", cap. 5, pág. 104.)

Perdón. La doctora Kübler-Ross nos refiere que los "asuntos pendientes" son todas aquellas situaciones que afectan emocionalmente al enfermo y a su familia; y para trabajarlas se requiere de un proceso de perdón a los demás y también de perdón a uno mismo. En nuestra experiencia acompañando a las familias a enfrentar la muerte de un ser querido, hemos aprendido que, muchas veces, sólo hasta cuando se está muriendo, ya en fase agónica, logra perdonar, pedir perdón, y perdonarse a sí mismo. Es triste saber que es sólo hasta el final de su vida que el enfermo logra quitarse ese peso de encima, que proporciona un estado de calma emocional, que le permitiría esperar la muerte con mayor tranquilidad.[6]

Los síntomas de esta etapa son: solicitud o actitudes de reconciliación del enfermo y/o de sus seres queridos; posibilidades de hablar sus diferencias llorando, abrazándose, y pidiéndose perdón unos a otros. En un primer momento puede haber mucha inquietud emocional, pero más tarde se percibe al enfermo y sus familiares más tranquilos y serenos, demostrándose más fácilmente el cariño y el afecto; o despidiéndose con mayor tranquilidad.

Aceptación. Muchos enfermos llegan al momento maravilloso y liberador de aceptar su enfermedad, su tratamiento, las condiciones de vida limitadas o inclusive su muerte. Pueden decidir que ya no quieren luchar más contra la muerte, ni recibir las quimioterapias, radioterapias, diálisis o exponerse a cirugías que ya no les ofrecen muchas posibilidades. Sienten que ya han "arreglado" todos sus "asuntos pendientes", que sus cuerpos están ya muy cansados, que emocionalmente están exhaustos, y sienten mucho el "ser una carga" para su familia. Por su parte, los familiares pueden pasar idealmente también a esta etapa, que les permite "soltar" o darle permiso a su enfermo de "irse", cuando ya las condiciones de su cuerpo físico son extremas. Casi siempre esta actitud de aceptación de sus familiares es de gran ayuda para el moribundo, que aunque muchas veces está inconsciente, pareciera que espera al último familiar para despedirse y poder partir.

---

[5] Palencia Ávila, Martha, *Botiquín de sobrevivencia del personal de salud*, Asociación de Tanatología del Estado de Morelos, A. C., 2000.
[6] Palencia Ávila, Martha, *Manual del Triángulo del Perdón para resolver "asuntos pendientes"*, Asociación de Tanatología del Estado de Morelos, A. C., 2004.

Los síntomas de esta etapa son: recuperación de la tranquilidad; se crea una atmósfera de serenidad y calma; el enfermo empieza a decir que ya quiere descansar o ya está preparado para partir; comienza a hacer encargos y a despedirse. Ésta puede ser una etapa difícil para la familia si no han resuelto sus "asuntos pendientes", y si ellos mismos no han pasado a la etapa de aceptación. También puede ser una etapa muy bella para todos, cuando se logra alcanzar la aceptación en todos los miembros de la familia, pues la despedida puede hacerse con mayor paz y tranquilidad. Para poder llegar a esta etapa muchas veces se ha tenido que pasar la etapa del perdón, ya sea elaborado explícitamente con palabras o sin decirlo, sino a través de hechos como el cuidar del enfermo o procurarle todo lo que necesite.

Es importante mencionar que estas etapas no siempre se presentan en una secuencia lineal, pues se puede pasar de una a otra en diferentes momentos. Tanto el enfermo como los familiares, y también el personal de la salud, van pasando por estas etapas en forma alternada. Es por tanto importante reconocer estas etapas para comprender lo que el enfermo y su familia están viviendo, así como comprender lo que experimentamos como cuidadores de enfermos y como seres humanos que se enfrentan a la muerte en forma cotidiana.

Tres pasos para reconocer las cuatro etapas del duelo del ser humano ante las pérdidas y la muerte

Primer paso: Identificar en qué etapa se encuentran tanto el enfermo como cada uno de sus familiares. Observe al enfermo y a los familiares, sobre todo al cuidador principal (el que se responsabiliza la mayor parte del tiempo por el enfermo). Observe sus actitudes, comentarios y preguntas, para tratar de establecer en qué etapa se encuentra cada uno. En cada etapa se mencionan cuáles son los síntomas principales que pueden observarse en cada una de ellas.

Segundo paso: Tratar de comprender lo que está viviendo el enfermo y su familia. Una vez identificada la etapa en que se encuentra el enfermo y sus familiares podrá comprender mejor qué es lo que están viviendo emocionalmente y, si así lo desea y la situación se lo permite, ayudarles a pasar a la siguiente etapa, hasta que, de ser posible, todos puedan llegar a la etapa de aceptación y lograr que todos estén lo más tranquilos que puedan en el momento de la transición.

Tercer paso: Identificar en qué etapa está usted con este caso. Para finalizar, puede analizar en qué etapa se encuentra como personal de la salud; o más bien como ser humano que atiende este caso en especial. Puede ayudarle también a comprender la necesidad de llegar usted mismo a la etapa de "aceptación", para poder acompañarlos de una mejor manera y, llegado el momento, poder despedirse con mayor serenidad del enfermo al que atendió.

Por último, si existe un "Grupo de apoyo mutuo" en el hospital para compartir las experiencias de la atención al final de la vida acuda a él. Si no existe organícelo con compañeros interesados en compartir estas experiencias tan importantes de su vida laboral y profesional.

Consulte las normas de funcionamiento de un grupo de apoyo mutuo para la calidad de la atención al final de la vida, así como las sugerencias de cómo organizarlo en su hospital incluidos en el capítulo 5.

Reconocer las siete emociones del duelo ante la muerte (Termómetro de las siete emociones del duelo)

Para el personal de la salud que atiende a seres humanos en dolor físico y sufrimiento emocional por la enfermedad y por la muerte, resulta indispensable el poder reconocer sus propias emociones, para poder manejarlas y no que estas emociones lo manejen a él cuando las situaciones emocionales del enfermo y su familia se desborden ante el sufrimiento del enfermo y el miedo a la muerte.

Esta habilidad de identificar, medir, y manejar sus siete emociones le permitirá al personal de la salud ser capaz de comprender las emociones del enfermo y de sus familiares, lo cual será de gran ayuda para sentirse cómodo frente a la manifestación inevitable de emociones humanas ante el sufrimiento y la muerte.

Definición de emoción

En la literatura existe gran cantidad de clasificaciones de las emociones humanas, lo cual complica su entendimiento, sobre todo para tratar de entender los momentos emocionales tan complejos y com-

HABILIDAD 1: COMPRENDER Y MANEJAR EMOCIONES

plicados que surgen ante la muerte. En nuestra experiencia vimos la necesidad de diseñar un instrumento de medición de las emociones ante la muerte, al que denominamos "Termómetro de las siete emociones del duelo".[7]

La Real Academia de la Lengua Española define la emoción como "una reacción global, intensa y breve del organismo a una situación inesperada, acompañada de un estado afectivo de tonalidad penosa o agradable". Etimológicamente, una emoción es lo que pone en movimiento al ser humano.

El diseño del "Termómetro de las siete emociones del duelo" tiene como finalidad simplificar las innumerables clasificaciones que existen respecto a las emociones del ser humano. El personal de la salud –que vive en forma cotidiana expuesto al dolor, al sufrimiento y a la muerte de los enfermos– necesita identificar qué está pasando con sus emociones cuando se encuentra frente a estas situaciones difíciles, para poder entender con claridad a qué emociones se está enfrentando; y así poder procesarlas de una mejor manera, para que no le afecten en su salud física, mental y emocional, en su rendimiento profesional y, finalmente, en su calidad de vida.

Este "termómetro" se diseñó en un principio, para medir las emociones de los enfermos y de los familiares; tanto en los duelos anticipatorios (antes de la muerte), como en los duelos posteriores (después de la muerte). Sin embargo, se considera que este instrumento puede ser utilizado por cualquier ser humano ante cualquier situación en donde se afecten sus emociones, como cuando el personal de la salud tiene que dar información o instrucciones a un enfermo o a sus familiares en momentos difíciles, en donde las emociones se encuentran alteradas.

Es por esto que para el presente texto, este termómetro se adecuó, para que el personal de la salud pueda identificar y medir sus propias emociones y pueda procesarlas mejor. Por otro lado, a medida que utilizan este termómetro para identificar y medir sus emociones, podrán reconocer con mayor facilidad las emociones de los enfermos y de los familiares, lo cual sin duda será de gran utilidad para lograr una mayor sensibilización a la parte humana de su tarea en ese momento tan importante, como lo es la atención al final de la vida del ser humano.

---

[7] Palencia Ávila, Martha, *Manual del duelo*, Asociación de Tanatología del Estado de Morelos, A. C., 2001.

¿Cuáles son las siete emociones del duelo?

La mayoría de los seres humanos (incluido desde luego el personal de salud) sienten algunas de estas siete emociones de una manera u otra, y en grados diferentes, en el momento que se enfrentan a situaciones difíciles de vida, sobre todo cuando se enfrentan al dolor y al sufrimiento de los demás, y al momento de la muerte.

Existen numerosos estudios sobre el estrés laboral del personal de salud, en donde sin duda estas siete emociones están presentes en forma constante, sin que se les reconozca y, mucho menos, sin que se evalúe su intensidad para poder hacer algo en relación con su manejo, para que no afecte su salud física, mental y emocional, es decir, la calidad de vida del prestador de servicios de salud.

El personal de la salud que brinda atención a enfermos graves o en fase terminal debe aprender a reconocer estas emociones que lo afectan al enfrentar el dolor y el sufrimiento constante de los enfermos y sus familiares para que no le afecten demasiado. Es por ello importante que el personal de salud aprenda a reconocer estas emociones básicas. Deberá medirlas primero en una escala del 0 al 10, es decir: 0 como nivel ausente de la emoción y 10 como el nivel máximo que puede sentirse de cada emoción.

En el cuadro 4.1 se enuncia la definición de cada una de estas siete emociones, y más adelante se presentan los miedos más frecuentes ante la muerte por parte del enfermo, la familia y el personal de la salud. Al final, se presenta un formato del "Termómetro de las siete emociones", en donde el personal de la salud, que atiende a enfermos al final de la vida, podrá ir evaluando y reconociendo cada una de estas siete emociones, tan frecuentes cuando atendemos a seres humanos ante el miedo y el dolor de la muerte.

Cuadro 4.1. Las siete emociones*

Emoción	Descripción
1. Tristeza	Sensación afligida y apesadumbrada que denota melancolía y dolor anímico difícil de soportar.
2. Frustración	Sensación del ser humano cuando se reconoce incapaz de controlar una situación o dominarla.

3. Enojo	Estado de la persona que demuestra enfado o disgusto, que sobreviene en momentos de frustración y puede tener tendencia agresiva.
4. Miedo	Sentimiento de inquietud experimentado en creencia o ante la idea de un peligro. Puede ser la reacción normal ante un peligro real, el cual tiene como objetivo la autoprotección y la sobrevivencia. Es una de las emociones primarias humanas.
5. Soledad	Sensación de abandono que provoca un descenso en el tono vital. La mayoría de los seres humanos le temen y no saben "acomodarse" en ella.
6. Culpa	Estado mental de quien cree haber cometido una falta. Ésta puede ser real o subjetiva, creada por la mente. Puede llegar a crear sentimientos de poca valía personal y de angustia que atormentan enormemente al que la padece.
7. Dolor del alma	Es la suma de todas las seis emociones anteriores que se agolpan en el pecho del doliente que sufre en medio de una situación difícil emocional o por una pérdida significativa de vida. El malestar físico que se refiere es generalizado y difuso.

*Tomado del *Diccionario de Psicología de Warren Howard*, Fondo de la Cultura Económica, México, 1991.

Termómetro de las siete emociones del duelo para identificarlas y manejarlas

Este termómetro está basado en las *siete emociones* predominantes que se observan en los seres humanos cuando enfrentan situaciones difíciles en la vida. La etapa al final de la vida es en sí uno de los momentos más difíciles de enfrentar para cualquier ser humano. El personal de la salud enfrenta de manera cotidiana esta circunstancia tan difícil con los enfermos y sus familiares, por ello es importante que aprenda a identificar estas siete emociones tanto en sí mismo como en el enfermo grave y sus familiares.

La medida de estas emociones la expresa subjetivamente la persona que las está sintiendo, utilizando una escala del 0 (nulo o ausente) al 10 (máximo). Una vez calificadas las primeras seis emociones, el dolor del alma se calcula sumando las calificaciones obtenidas en las seis emociones y dividiendo el resultado entre seis. De esta manera se obtiene una *calificación promedio de todas las emociones*.

La medición del dolor del alma es de mucha utilidad, ya que permite identificar cuál es el nivel de intensidad emocional en ese momento y después de trabajar con cada una de ellas e ir midiéndolas de nuevo, obtener el promedio general de la intensidad de las emociones calculando de nuevo el nivel del dolor del alma. Esto permitirá medir y comparar en términos generales, qué tanto disminuyeron las seis emociones en promedio.

La medición de cada una de las seis emociones nos permitirá identificar cuál o cuáles son las emociones predominantes para poder comprenderlas, enfrentarlas, y aceptarlas; pues son naturales cuando vamos a iniciar un encuentro con un enfermo grave o en fase terminal y su familia.

Cabe aclarar que estas siete emociones afectan no sólo al enfermo, sino también a sus familiares, en especial al "cuidador principal" o "cuidador primario"; es decir, a la persona que está a cargo del enfermo la mayor parte del tiempo. Con frecuencia el cuidador primario está muy cansado, tanto física como emocionalmente, y esto hace que se eleven las siete emociones en forma constante. Es importante reconocer estas emociones para comprender lo que el enfermo y su familia están viviendo, y así poder manejarnos con tranquilidad.

El miedo es una de las emociones que predominan más ante la muerte. Se afirma que la mayoría de nuestros miedos son creados por nuestra propia mente, por el tipo de ideas que permitimos se alojen en ésta, y que éstas pueden transformarse al cambiar nuestros pensamientos. Hemos podido identificar, a lo largo de estos 10 años de trabajo con dolientes, cuáles son los miedos más frecuentes, tanto del enfermo y sus familiares, como del personal de la salud.[8] Es conveniente reconocer estos miedos para poder manejarlos cuando se presenten en el personal de la salud, así como para comprender lo que el enfermo y su familia están viviendo.

En el cuadro 4.2 (pág. 54) se presenta el "Termómetro de las siete emociones" y después una serie de recomendaciones que ayudarán a

---

[8] Palencia Ávila, Martha, *Los miedos ante la muerte*, material para el Diplomado de Tanatología, Asociación de Tanatología del Estado de Morelos, A. C., 2001.

reconocerlas y procesarlas. Es importante practicar el uso de esta técnica del "Termómetro de las siete emociones", para que pueda identificar y medir sus emociones cuando se acerque a un enfermo o familiar. Es necesario que se familiarice con las preguntas que se incluyen para que pueda realizar mentalmente el proceso y manejo de sus emociones cada vez que se acerque al enfermo grave o en fase terminal y/o a sus familiares.

Después de familiarizarse con el uso del "Termómetro de las siete emociones" podrá analizar sus emociones predominantes, es decir, las que identifique con mayor frecuencia en su análisis y reconocimiento, para lo cual pueden utilizar el formato de la "Guía para el análisis de las emociones predominantes a través de los cuatro cuerpos" que se ilustra en el cuadro 4.3 (pág. 56).

Este formato le ayudará a realizar un análisis más profundo con una serie de reflexiones o preguntas relacionando sus siete emociones, en relación con los posibles síntomas de cada uno de sus cuatro cuerpos. Esta serie de preguntas tiene como finalidad ayudarle a comprender, procesar, y manejar más a fondo cada una de las emociones que surgen en su interior ante el sufrimiento de los enfermos y sus familiares.

En el cuadro 4.4 ("Registro gráfico de las siete emociones del personal de la salud en la atención al final de la vida de los enfermos", pág. 58) se presenta un formato para registrar los resultados de la medición de las emociones en forma gráfica. Este registro se puede llevar en caso que el profesional de la salud desee analizar más fondo sus emociones ante el dolor y el sufrimiento de los enfermos graves y sus familiares. De esta forma, podrá apreciar visualmente el comportamiento de cada emoción y compararlas entre sí. Por otro lado, le permitirá reconocer también cuáles emociones tienen una tendencia a la alza o la baja, de manera que el profesional de la salud pueda tener mayor claridad mental sobre cuáles son sus emociones más frecuentes al realizar encuentros con enfermos graves y sus familiares. Esto ayudará a que el desempeño y la comunicación con los dolientes pueda darse de una manera más tranquila y con mayor estabilidad emocional, al poder reconocer qué es lo que está pasando en su interior desde el punto de vista emocional.

Para finalizar, después de haber incluido esta serie de instrumentos de apoyo, se describen "Tres pasos para reconocer las siete emociones ante la muerte" y manejarlas cada vez que se acerque a un enfermo grave o sus familiares (véase pág. 59).

Cuadro 4.2. Termómetro de las siete emociones para profesionales de la salud (cuando atienden a un enfermo grave o en fase terminal, dan una mala noticia o están presentes durante la muerte de un enfermo).

Método para la calificación de cada emoción

Medición pre: Califique cada una de sus emociones desde el número 0 (si no está presente o está ausente) hasta el número 10 (máximo nivel de la emoción) en el renglón de enfrente, y anote en la columna la fecha correspondiente.
Medición post: Después de analizar cada emoción con las preguntas de abajo, vuelva a calificar de nuevo cada emoción que está analizando.
La mayoría de las veces el nivel de la emoción disminuye con el análisis de estas preguntas.

Fecha															
Describa la situación en la que está midiendo sus emociones (encuentro con un paciente o un familiar, anotando brevemente algunos datos relevantes)															
Medición	Pre	Post	Pre	Post	Pre	Post	Pre	Post	Pre	Post	Pre	Post	Pre	Post	
1. Tristeza															
2. Frustración															
3. Enojo															
4. Miedo															
5. Soledad															

6. Culpa

7. Dolor del alma (suma de las 6 mediciones anteriores entre 6)

Recomendaciones y preguntas para el proceso de las emociones

Lleve un registro de sus emociones cada vez que tenga un encuentro con un enfermo o un familiar que sienta que le altera emocionalmente. Analice sus emociones con las siguientes preguntas para procesarlas, y para que vaya aprendiendo a identificarlas y manejarlas.

Cuando sienta tristeza: Esta es una de las emociones más naturales cuando se tiene la experiencia de acompañar el dolor humano. No hay mucho que trabajar en cuanto a la emoción de la tristeza, a menos que sea tan fuerte que no le permita trabajar con el paciente o familiar. En ese caso la pregunta sería: "¿Este caso y esta situación me recuerda alguna situación personal de algún familiar que haya fallecido?" Si es así, no sólo se está conmoviendo, sino que está teniendo un "contagio emocional". En este caso a veces resulta muy difícil trabajar con casos que recuerdan nuestros propios dolores. (Véase "Manejar el contagio emocional", pág. 75.)

Cuando sienta frustración: ¿Realmente esta frustración que siente es sensata y racional, o sus limitaciones naturales y normales como ser humano hacen que no pueda cambiar lo ocurrido?

Cuando sienta enojo: ¿Con quién estoy enojado? ¿Por qué estoy enojado? (Analice con honestidad si no es consigo mismo con el que realmente está enojado.)

Cuando sienta miedo: ¿A qué le tengo miedo? ¿Identifica algún pensamiento de miedo, sobre todo a ser juzgado o criticado por hacer mal las cosas? ¿Es este miedo real? ¿Realmente no sabe hacer su trabajo?

Cuando sienta soledad: ¿Realmente estoy solo? ¿No hay alguien a quien yo le importe o que me pueda ayudar?

Cuando sienta culpa: ¿La culpa que siento es racional o provocada por algún miedo, o por algún pensamiento irracional que no tiene fundamento real?

Guía para el análisis de las emociones predominantes

Cuadro 4.3. Guía para el análisis de las emociones predominantes a través de los cuatro cuerpos.

	¿Cuál es mi emoción predominante?
	Con base en la medición con el termómetro, anote la emoción con calificación más alta que quiera analizar (puede analizar la(s) emoción(es) que desee una por una).
Cuerpo físico	• ¿En qué parte de su cuerpo siente sensaciones en relación con esta emoción? (Pueden ser su pecho, garganta, abdomen, cara, cabeza o piernas las más frecuentes.) • ¿Qué tipo de sensaciones percibe? (Pueden ser sensaciones de dolor, pesadez, hormigueo, palpitaciones o de opresión, entre otras.) • ¿Cómo está su respiración? (Puede sentir dificultad para que entre el aire a sus pulmones, o sentirla demasiado rápida o lenta.) • ¿Cómo está su tensión muscular en las diferentes partes de su cuerpo? (Generalmente puede sentir mucha tensión, sobre todo en cuello, cara, manos, brazos, piernas o espalda.)
Cuerpo emocional	• ¿Con qué otra(s) emoción(es) se conecta esta emoción predominante? (Puede descubrir atrás de la emoción predominante que hay miedo, culpa o enojo, o cualquiera de las demás emociones del termómetro, como frustración, soledad o tristeza.)
Cuerpo mental	• ¿Qué pensamiento(s) o recuerdo(s) identifica detrás de esta emoción? (Puede haber pensamientos de inadecuación o vergüenza, frustración, resentimiento, o recuerdos de experiencias tristes o dolorosas.) • ¿Qué actitud o patrón de conducta recurrente identifica ante este tipo de emoción(es)? (Puede identificar patrones de conducta como el de adoptar el rol de víctima, perseguidor o enjuiciador, de indiferente o aplicador de la "justicia", entre otros.)

Cuerpo espiritual	• ¿Cuáles son sus valores, creencias o anhelos que le pueden ayudar a superar o procesar esta(s) emoción(es)? (Revise sus creencias personales sobre lo superior o divino, o sus más profundos anhelos de autorrealización personal o de ayuda y servicio a los demás, entre otras.) • ¿Puede "resignificar" o identificar un "sentido" o un aprendizaje con esta(s) emoción(es) que le puede ayudar en su crecimiento personal? (Trate de encontrarle a esta emoción un "para qué": ¿Qué es lo que la experiencia de esta emoción podría enseñarle? ¿Podría ayudarle a valorar más la vida, a superar algunas limitaciones de su personalidad, o quizá a comprender, aceptar o perdonar tanto a sí mismo como a los demás?)
Conclusiones	• Al contestar estas preguntas podrá comprender y descubrir cosas de las que no estaba consciente, y que no le permitían identificar sus emociones y manejarlas de una mejor manera. • Al terminar este análisis de sus emociones podrá tomar decisiones para manejarlas. Podrá darles un sentido, encontrarles un: ¿Qué es lo que puedo aprender con esto? ¿Para qué estoy viviendo? ¿Cómo puedo crecer y mejorar como ser humano con esta(s) emoción(es)? • Podrá darse cuenta, sobre todo, que gran parte de nuestras emociones se resuelven a través de su comprensión y/o del perdón: del perdonarse a sí mismo, del pedir perdón y del perdonar a los demás. • También puede utilizar el "Botiquín de sobrevivencia para el personal de salud" (pág. 104) para el cuidado de sus cuatro cuerpos, que le llevarán a tener una mayor armonía interna y, por tanto, recuperar su estabilidad emocional.

Cuadro 4.4. Registro gráfico de las siete emociones del personal de la salud en la atención al final de la vida de los enfermos.

Registro gráfico

Del _____ al _____ de _____ del 201_

Si le interesa desarrollar esta habilidad de reconocer sus emociones en relación con la atención que da a los enfermos graves o en fase terminal, puede llevar un registro de aquéllas, anotando en la columna el número de la medición (o la fecha) y en la fila la intensidad con que sintió cada emoción. (Puede ser cuando tenga que dar una mala noticia o cuando le toque acompañar el momento de la muerte de un enfermo.)

De esta forma podrá darse cuenta cuál(es) de esta(s) siete emociones son las más frecuentes en usted, y también observar la tendencia (a la alta o la baja) con que cada una de las emociones se comporta.

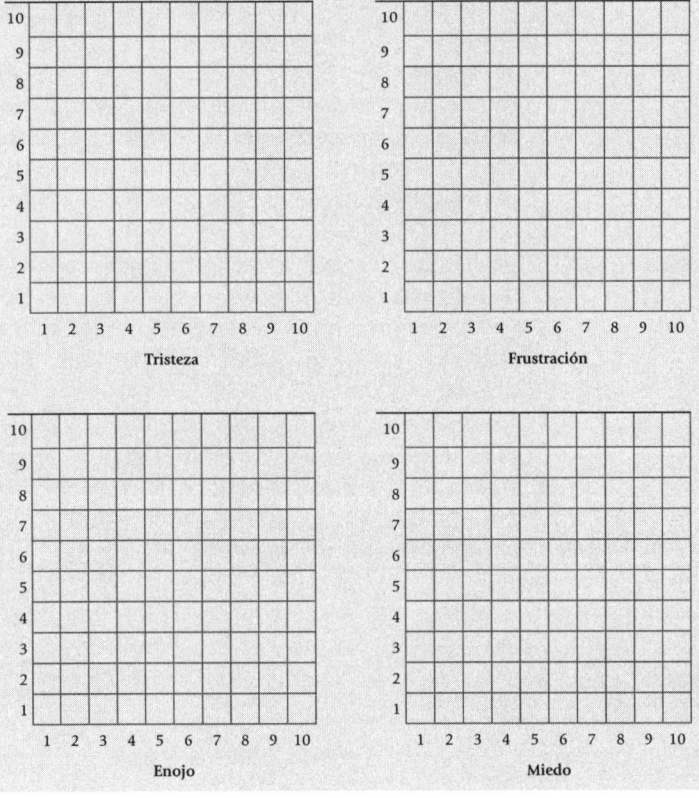

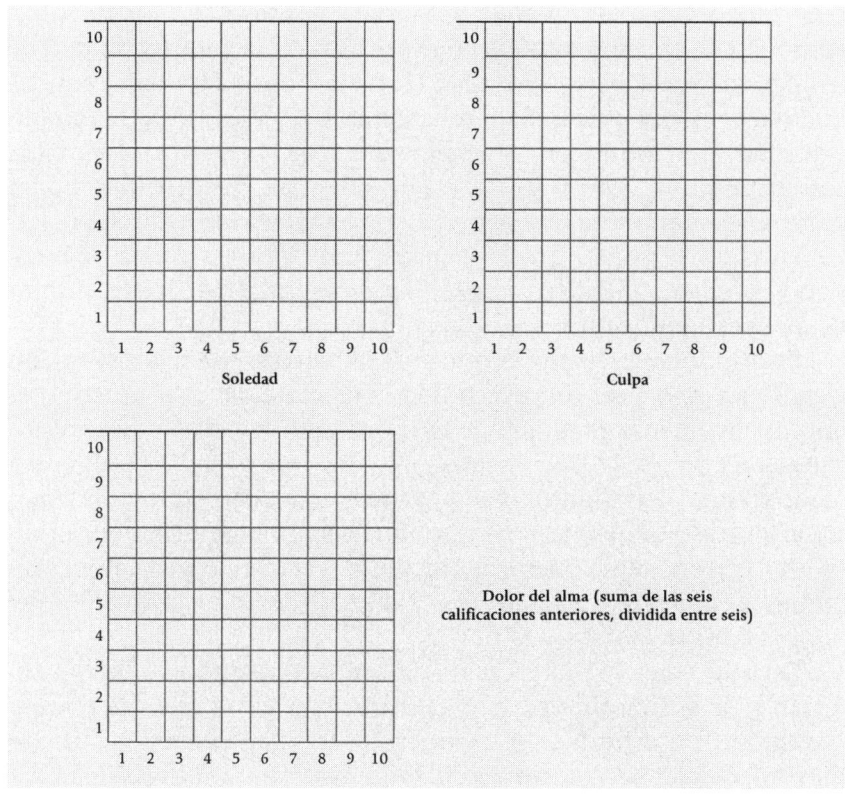

Tres pasos para reconocer las siete emociones ante la muerte

Primer paso: Identificar sus emociones predominantes antes de acercarse al enfermo grave o a sus familiares. Analice sus siete emociones (tristeza, frustración, enojo, miedo, soledad, culpa y dolor del alma). Revise y califique rápidamente con el "Termómetro de las siete emociones del duelo" cada emoción en su mente. Las emociones en cada caso pueden ser muy diferentes, dependiendo de muchos factores como: tipo de paciente, tiempo que lleva atendiéndolo, si le recuerda a alguien querido o con quien tiene dificultades, la actitud del enfermo o los familiares, o simplemente de acuerdo con su nivel de cansancio físico, estrés, prisa o tiempo disponible; si acaba de tener una discusión o conflicto con alguien –ya sea un familiar o compañero de trabajo– su estado emocional puede ser diferente; o no estar muy estable. Simplemente, nuestra relación con cada ser humano puede ser muy diferente de acuerdo con la compatibilidad de temperamentos y personalidades. Hay enfermos o familiares con los que puede costar más trabajo relacionarnos, y esto es algo humano y normal. Si identifica en usted alguna emoción elevada relacionada con un enfermo o un familiar, o una situación en particular, podrá mirar hacia dentro de usted mismo y, al analizarla, dejar que emerjan las razones por las que le está afectando de esa manera. Al reconocer conscientemente su causa, estas emociones pueden disminuir de manera significativa.

Es importante reconocer que para el personal de salud el miedo a equivocarse o a ser culpado por la mala condición del enfermo es uno de los miedos predominantes, por lo que muchas veces no nos gusta tener cercanía emocional con los enfermos o familiares. En cada emoción que identifique elevada puede preguntarse: ¿Estoy sintiendo algún miedo por alguna razón?, esto le servirá para disminuir el nivel de las emociones, pues muchas veces el miedo se debe a que nos sentimos enojados, frustrados o culpables. (Véase "Los 22 miedos del personal de salud", pág. 72.)

Segundo paso: Identificar las emociones predominantes del enfermo y de sus familiares. A mayor claridad en la identificación y medición de sus propias emociones, podrá identificar y medir con mayor facilidad las emociones del enfermo y sus familiares. Para hacerlo puede observar su actitud corporal o expresión facial, y tratar de identificar cuál(es) es(son) la(s) emoción(es) predominante(s) en ese momento de las siete emociones que ya conoce. También puede reconocerlas por el tipo de preguntas que le hacen. Si tiene tiempo y le interesa ayudarlos, puede preguntarles directamente cuál(es) es(son) la(s) emoción(es) más importante(s) que sienten en ese momento, y en qué nivel las tiene del 0 al 10. Puede utilizar el termómetro con ellos, de la misma manera que lo hace consigo mismo.

Tercer paso: Tratar de comprender lo que están viviendo el enfermo y su familia. Una vez identificadas las emociones predominantes del paciente y sus familiares, podrá comprender mejor qué es lo que están viviendo como seres humanos. Al reconocer esas emociones ellos se sentirán vistos, reconocidos y más comprendidos por su médico, su enfermera o su trabajadora social. Su actitud de interés por lo que están viviendo emocionalmente y su comprensión les hará sentirse con más confianza y apoyo. El diálogo con ellos, su aceptación y comprensión los hará sentir empatía y agradecimiento. De esto se trata la calidad de la atención al final de la vida, del nivel de satisfacción que ambas partes, usuario y proveedor de servicio, obtengan al final del encuentro.

Al finalizar, trate de compartir esto con algún compañero o persona de su confianza. Al hacerlo, abrirá la posibilidad de comprender mejor la experiencia emocional que experimentó e irá desarrollando esta habilidad del manejo de sus emociones de una mejor manera.

Por último, si existe un "grupo de apoyo mutuo" en su hospital para compartir las experiencias de la atención al final de la vida, acuda a él. Si no existe, organícelo con compañeros interesados en compartir estas experiencias tan importantes de su vida laboral y profesional.

Consulte las "Normas para el funcionamiento de un 'Grupo de apoyo mutuo' para la atención al final de la vida" y las sugerencias de cómo organizarlo en su hospital en el capítulo 5 (pág. 106).

Reconocer los cuatro temperamentos y su forma de reaccionar ante las pérdidas

Definición de temperamento

Un temperamento se define de acuerdo con el Diccionario de la Real Academia como: "la naturaleza, el carácter, constitución o manera de ser o reaccionar de las personas". Esto quiere decir que cada ser humano tiene un patrón o forma constante de reaccionar ante el mundo, pero que los caracteriza, sobre todo, cuando tenemos que enfrentar las dificultades y los retos de la vida; como son las pérdidas inevitables. Cuando las cosas no son como a nosotros nos gustaría que fueran nuestro temperamento se muestra ante los demás con fuerza y claridad. Es el caso cuando nos dan una mala noticia o cuando alguien está gravemente enfermo y nosotros quisiéramos que esto no estuviera ocurriendo.

En general tenemos un temperamento predominante y uno complementario o secundario, es decir, una mezcla de dos temperamentos o formas de reaccionar ante los demás y, sobre todo, ante los eventos adversos y estresantes de la vida. Es importante identificar por lo menos nuestro temperamento predominante, para poder comprendernos a nosotros mismos, nuestros comportamientos y formas de reaccionar, y poder así comprender los comportamientos y formas de reaccionar de los enfermos y sus familiares.

¿Cuáles son los cuatro temperamentos?

El conocimiento de los temperamentos humanos ha sido, desde tiempos de Hipócrates, algo muy importante de conocer. Él clasificó, de acuerdo con los humores del cuerpo humano, en cuatro los temperamentos: melancólico, colérico, sanguíneo y flemático.

A continuación se describen las características de cada uno de ellos (cuadro 4.5) y más adelante se presenta un test para que el personal de salud pueda reconocer primero su temperamento, para que pueda identificar el de los enfermos y sus familiares, y de esta forma poder comprenderlos, cuando desde su temperamento estén reaccionando ante las malas noticias o ante la inminente muerte de un ser querido; o cuando ésta ocurra.

Se dice que la comprensión, que tanta falta nos hace a todos los seres humanos, es la base de la aceptación y del perdón, no sólo hacia nosotros mismos, sino hacia los demás. Para poder comprendernos o comprender a alguien necesitamos información pertinente que nos permita hacerlo. De manera que esta información sobre los temperamentos puede ayudar mucho al personal de la salud para comprender las emociones que viven los enfermos y sus familiares, y pueda así ser más considerado y respetuoso con ellos. Al mismo tiempo, esta información sobre los temperamentos humanos le permitirá conocer mejor la raíz de su forma de reaccionar y relacionarse con los demás, en especial cuando el nivel de tensión y angustia es elevado, como en los casos en que un enfermo se está agravando con riesgo de morir.

En conclusión, conocer los temperamentos humanos que definen la forma de reaccionar del ser humano frente a las pérdidas y las crisis de vida nos ayudará a manejar la parte emocional de nuestro trabajo con los enfermos y sus familiares, pues podremos observar sus comportamientos desde la comprensión, y no sólo desde el juicio y la condena con los que podemos más fácilmente evadir nuestra responsabilidad como profesionales de convivir con su dolor y sufrimiento ante la enfermedad y la muerte.

Cuadro 4.5. Características de los temperamentos humanos.

Temperamento	Melancólico	Colérico	Sanguíneo	Flemático
Características	• Muy sensible. • Intuitivo. • Melancólico. • Depresivo. • Negativo. • Pesimista. • Profundo. • Llanto fácil.	• Con iniciativa. • Irascible. • Irritable. • Rebelde. • Desesperado. • Agresivo. • Inquisidor.	• Demasiado racional. • Indeciso. • Voluble. • Aparente estabilidad. • Emociones controladas. • Independiente.	• Emociones estables. • Indiferente. • Práctico. • Conformista. • Apático. • Distante. • Adaptable.
Reacciones	• Llora muy fácilmente. • Sus emociones fluctúan continuamente, con tendencia a la tristeza profunda. • Tiende a la depresión. • Le cuesta trabajo adaptarse a la pérdida. • No pide ayuda fácilmente y tiende al aislamiento y la soledad.	• Su emoción predominante es el enojo y el deseo de venganza por lo que está pasando o lo que sucedió. • La culpa, impotencia y frustración lo consumen. • Tiende a la desesperación. • Le cuesta trabajo adaptarse a la pérdida. • No pide ayuda fácilmente y cuando lo hace puede estar muy enojado.	• Sus emociones oscilan constantemente aunque tiende a negarlas o a racionalizarlas buscando información y "explicaciones" para "entender" lo que está viviendo o pasando a su alrededor. • Le cuesta trabajo adaptarse a la pérdida. • Pide ayuda y compañía, pues le cuesta trabajo estar solo o no expresarse.	• Difícilmente llora o expresa sus emociones. • Tiende a la negación o la represión de las emociones. • Muchas veces pareciera que no tiene emociones. • Tiende a adaptarse a la pérdida con mayor facilidad que los demás. • No pide ayuda, pues siente que no la necesita.

En el cuadro 4.6 se presenta un test para identificar nuestro temperamento con mayor facilidad, lo cual será de gran ayuda en nuestro autoconocimiento personal cuando reaccionamos ante las situaciones difíciles de la atención al final de la vida de los enfermos.

Cuadro 4.6. Test para identificación de temperamento.

Fortalezas

#	a)	b)	c)	d)
1.	Animado	Aventurero	Analítico	Adaptable
2.	Juguetón	Persuasivo	Persistente	Plácido
3.	Sociable	Decidido	Abnegado	Sumiso
4.	Convincente	Competitivo	Considerado	Controlado
5.	Entusiasta	Inventivo	Respetuoso	Reservado
6.	Enérgico	Autosuficiente	Sensible	Contento
7.	Activista	Positivo	Planificador	Paciente
8.	Espontáneo	Seguro	Puntual	Tímido
9.	Optimista	Abierto	Ordenado	Atento
10.	Humorístico	Dominante	Fiel	Amigable
11.	Encantador	Osado	Detallista	Diplomático
12.	Alegre	Confiado	Culto	Constante
13.	Inspirador	Independiente	Idealista	Inofensivo
14.	Cálido	Decisivo	Introspectivo	Humor seco
15.	Cordial	Instigador	Músico	Conciliador
16.	Conversador	Tenaz	Considerado	Tolerante
17.	Vivaz	Líder	Leal	Escucha
18.	Listo	Jefe	Organizado	Contento
19.	Popular	Productivo	Perfeccionista	Permisivo
20.	Jovial	Atrevido	Se comporta bien	Equilibrado

Instrucciones

Primer cuadro (Fortalezas)/Segundo cuadro (Debilidades) de cada temperamento. Tome una hoja y de cada línea de cuatro características seleccione una letra hasta llegar a la línea número 40. Por ej.: si en la línea 1 se identifica con la letra d debe poner $1 = d$, y así con cada una de las líneas hasta completar el test. Luego sume cada letra y en la parte inferior encontrará los resultados. (Tomado de Internet: <http://grupos.emagister.com>.)

Para la interpretación de resultados

Debe saber que cada uno de nosotros tiene un temperamento dominante y uno secundario que lo complementa.

Su temperamento dominante es aquél en el cual ha obtenido la mayor puntuación o letras, y su temperamento secundario el que ha sacado la segunda más alta puntuación o letra.

- Columna de las [a] = Sanguíneo
- Columna de las [b] = Colérico
- Columna de las [c] = Melancólico
- Columna de las [d] = Flemático

Debilidades

21.	a) Estridente	b) Mandón	c) Desanimado	d) Soso
22.	a) Indisciplina	b) Antipático	c) Sin entusiasmo	d) Implacable
23.	a) Repetidor	b) Resistente	c) Resentido	d) Reticente
24.	a) Olvidadizo	b) Franco	c) Exigente	d) Temeroso
25.	a) Interrumpe	b) Impaciente	c) Inseguro	d) Indeciso
26.	a) Imprevisible	b) Frío	c) No compromete	d) Impopular
27.	a) Descuidado	b) Terco	c) Difícil contentar	d) Vacilante
28.	a) Intolerante	b) Orgulloso	c) Pesimista	d) Insípido
29.	a) Iracundo	b) Argumentador	c) Sin motivación	d) Taciturno
30.	a) Ingenuo	b) Nervioso	c) Negativo	d) Desprendido
31.	a) Egocéntrico	b) Adicto al trabajo	c) Distraído	d) Ansioso
32.	a) Hablador	b) Indiscreto	c) Susceptible	d) Tímido
33.	a) Desorganizado	b) Dominante	c) Deprimido	d) Dudoso
34.	a) Inconsistente	b) Intolerante	c) Introvertido	d) Indiferente
35.	a) Desordenado	b) Manipulador	c) Moroso	d) Quejumbroso
36.	a) Ostentoso	b) Testarudo	c) Escéptico	d) Lento
37.	a) Emocional	b) Prepotente	c) Solitario	d) Perezoso
38.	a) Atolondrado	b) Malgeniado	c) Suspicaz	d) Sin ambición
39.	a) Inquieto	b) Precipitado	c) Vengativo	d) Poca voluntad
40.	a) Variable	b) Astuto	c) Comprometedor	d) Crítico

Si obtuvo la mayor puntuación en una de esas letras, entonces ese es su *temperamento dominante*, y su *temperamento complementario o secundario* corresponde a la letra que le sigue en mayor puntuación.

Mi temperamento dominante es:

_____

Mi temperamento secundario o complementario es:

_____

Enseguida se resumen los tipos de comportamiento que tenemos los seres humanos cuando estamos enfermos, o cuando un ser querido está gravemente enfermo, lo anterior como complemento para el conocimiento y comprensión del comportamiento humano ante el riesgo de la muerte.

Tendencia del comportamiento de cada temperamento cuando está enfermo o tiene a un ser querido gravemente enfermo, y qué hacer en cada caso

Temperamento melancólico. Con este temperamento el duelo por enfermedad propia o de un ser querido se caracterizará por una profunda tristeza, añoranza y nostalgia; podrá haber llanto con facilidad; habrá una tendencia a la tristeza y con riesgo a la depresión profunda. Prefieren apartarse del mundo exterior más allá de lo normal. Muchas veces y debido a este profundo grado de ensimismamiento no les es fácil querer saber mucho de lo que está pasando. Pueden preferir abstraerse de la realidad.

Sugerencias: No debemos impresionarnos demasiado con la sensibilidad y el llanto fácil de este temperamento. Más bien debemos ser más cuidadosos de la manera en que les decimos las cosas, ya sea el diagnóstico o el pronóstico de la situación que está viviendo: propia o la de un ser querido. Podemos diminuir su angustia teniendo suficiente calma y tranquilidad para explicarle con detalle qué es lo que está pasando. Si hay llanto, simplemente le podemos ofrecer un pañuelo desechable y esperar un poco a que se calme para poder escucharle y así continuar. Esto sin duda le ayudará a tranquilizarse y sentirse mejor.

Temperamento colérico. Ante este temperamento el duelo por enfermedad propia o de un ser querido se caracteriza por el enojo, la ira y la rabia, muchas veces en forma irracional y otras agresiva hacia sí mismo o hacia los demás. La tendencia será a buscar culpables por lo que sucedió, cualesquiera que hayan sido las circunstancias en que se haya dado la enfermedad, pérdida o muerte, o cualquiera que sea el diagnóstico de un ser querido. El personal de la salud se convierte en un blanco fácil para proyectar su enojo o culpa.

HABILIDAD 1: COMPRENDER Y MANEJAR EMOCIONES 67

Sugerencias: Debemos tener claro que nosotros no somos los enemigos, ni mucho menos los culpables de la situación que está viviendo un temperamento colérico. Por tanto, es importante no "comprar" ese boleto y darnos cuenta que no debemos ponernos a la defensiva con un colérico, porque esta actitud de nuestra parte puede provocar en él más enojo y frustración; y justificar ante él mismo su actitud agresiva hacia nosotros. Desde la comprensión y entendimiento de su temperamento podremos lograr no tomarlo personal y mantener una actitud tranquila, considerada y amable, y de esta forma podemos ayudarle a calmar su enojo y frustración ante situación difícil que está viviendo.

Temperamento sanguíneo. Bajo este temperamento el duelo por enfermedad propia o de un ser querido se caracteriza por una búsqueda de información a veces desesperada para poder "entender" lo que está pasando. Su mente está llena de preguntas y de inquietudes que necesita aclarar. Sus emociones son volátiles y cambiantes. Muchas veces es difícil identificar cuáles son sus emociones y miedos predominantes.

Sugerencias: Hay que ofrecerle toda la información que requiere para tranquilizarse. Podemos repetirle varias veces la misma información para que pueda procesarla, ya que su mente se encuentra en medio de mucho estrés y angustia. Preguntarle si le queda claro lo que estamos diciendo o si necesita alguna otra información adicional, que con gusto podemos dársela o conseguirla si no la tenemos en ese momento. No molestarnos cuando nos cuestione o diga que él vio en Internet o en un libro un tratamiento posible o un examen clínico para él o para su enfermo. Debemos ser muy comprensivos, por el nivel de angustia y frustración que está viviendo en ese momento. No tomar como una ofensa personal su necesidad de saber o hacer sugerencias para el manejo de la situación difícil que está viviendo en ese momento.

Temperamento flemático. Con este temperamento el duelo por enfermedad propia o de un ser querido se caracteriza por una tranquilidad aparente o cierta tendencia a controlar sus emociones. Puede ser difícil la comunicación, ya que no demuestra fácilmente lo que está pasando en su interior, pues sus emociones no se alteran fácilmente. En general no hace muchas preguntas.
Sugerencias: Podemos preguntarle si está claro lo que acabamos de informarle o si no tiene una pregunta qué hacer, y que estamos a

su disposición para aclarar cualquier duda o ampliar la información. Esto puede ayudarle a abrirse y tener la suficiente confianza de preguntar algo que pudiera ayudarle a manejar sus emociones (aunque no aparentes) ante esta situación difícil que está viviendo.

Las anteriores son sólo algunas recomendaciones generales para comprender cada temperamento y poder interrelacionarnos mejor con cada uno de ellos. Adicionalmente, nuestra capacidad personal de relaciones humanas podrá ayudarnos a mejorar nuestra comunicación con los dolientes, es decir, con los enfermos y sus familiares que están en duelo por la situación difícil de salud que están viviendo.

Con este conocimiento sobre los temperamentos humanos es siempre interesante observar los patrones y las tendencias humanas de manifestar las siete emociones y el dolor del duelo de acuerdo con su temperamento predominante. Sin embargo, hay que considerar también una variable que puede agravar todos los comportamientos y reacciones humanas: la forma y las circunstancias en que se da la enfermedad o la pérdida. Por ejemplo, si estamos en una sala de urgencias, las muertes súbitas son comunes, y muchas veces con violencia. Siempre una muerte repentina, sin previo aviso (contrario al caso de las enfermedades crónicas), es un agravante muy fuerte en las manifestaciones emocionales del duelo de cualquier temperamento.

Otra consideración final relacionada con la intensidad de la reacción emocional de los familiares que hemos aprendido es que otra variable importante que define el tipo e intensidad de las reacciones de cualquier temperamento ante la muerte inminente o consumada, es el tipo de relación con el enfermo grave o el difunto. Es decir, si hay "asuntos pendientes" o "no resueltos" que pueden ser conflictos o deudas emocionales, en nuestra experiencia vemos que estos familiares casi siempre tienen manifestaciones muy fuertes, a veces fuera de lo normal, y desde la comprensión podemos permitirles manifestar su dolor de una forma más profunda o emotiva. Puede ayudar el llevárselos a un área privada para que puedan desahogarse por un momento.

Es importante mencionar también que todas las familias en esos momentos en que el sufrimiento y la muerte están presentes, siempre tienen una dinámica familiar muy particular, de acuerdo con su historia. Sin embargo, siempre habrá familiares más cercanos y queridos que otros. Siempre habrá rivalidades y resentimientos. Finalmente, esa es la naturaleza humana y el momento de la muerte es un momento crucial, en el que todos estos asuntos emocionales parecen estar muy revueltos y complicados si no hubo la oportunidad de arreglar esos "asuntos pendientes" antes de la muerte del ser querido. Por ello el tema del perdón con los enfermos y moribundos es un tema central, como podrá estudiarse en las técnicas sugeridas en la cuarta habilidad ("Acompañar con dignidad el momento de la muerte", pág. 86).

Tres pasos para reconocer los temperamentos

Primer paso: Identificar antes que nada su propio temperamento predominante. Identifique y analice su propio temperamento o forma de reaccionar ante los demás sobre todo ante los eventos estresantes de la vida (utilice el test del cuadro 4.6, pág. 64). Esto le ayudará a comprender que cada ser humano tiene un temperamento propio, y que éste define en mucho la forma de reaccionar ante los momentos difíciles cuando la muerte se acerca o está presente. Considere las características de su propio temperamento y observe cómo reacciona cuando está con los enfermos y sus familiares angustiados. Aprenda a conocerlo cada vez más, esto le ayudará a disminuir sus rasgos negativos, para que no interfieran en la relación con los dolientes y pueda dar una mejor calidad en la atención que tanto se requiere al final de la vida de los seres humanos que están sufriendo enormemente.

Segundo paso: Identificar el temperamento del enfermo y sus familiares. A mayor claridad en la información sobre los temperamentos, le será más fácil identificarlos. Observe las actitudes, los diálogos y la forma de preguntar de cada uno de ellos. Para hacerlo puede observar también su actitud corporal o expresión facial, y tratar de identificar cuál(es) es(son) su(s) temperamento(s) y en consecuencia el tipo de reacciones que puede esperar de cada uno de ellos. Es importante reconocer sobre todo el temperamento del cuidador primario, que es ese familiar que está a cargo o al cuidado del enfermo la mayor parte del tiempo, el que la mayoría de las veces toma las decisiones y que con frecuencia está más estresado y cansado que los demás.

Tercer paso: Tratar de comprender las reacciones de cada temperamento que está presente, del enfermo o sus familiares. Una vez identificados los temperamentos predominantes, podrá comprender mejor las emociones y las reacciones que cada uno de ellos está viviendo en esta difícil experiencia. Su actitud puede cambiar hacia ellos, pues reconoce sus reacciones naturales por lo que están viviendo emocionalmente y esta comprensión le permitirá sentirse más cómodo y seguro ante ellos. En esto consiste la calidad de la atención al final de la vida, del nivel de satisfacción que ambas partes, usuario y proveedor de servicio, obtengan al final del encuentro.

Una vez que haya terminado el encuentro con esta familia, trate de compartir su experiencia con algún compañero o persona de su confianza. Al hacerlo, abrirá la posibilidad de comprender mejor la experiencia emocional que experimentó e irá desarrollando esta habilidad del manejo de sus emociones de una mejor manera.

Reconocer los miedos predominantes ante la muerte

La muerte es, sin duda, una de las experiencias de la vida del ser humano que puede generar más miedo que ninguna otra. Los miedos ante la posibilidad de la muerte aparecen como emociones predominantes no sólo en el enfermo o sus familiares, sino de manera también importante en el personal de la salud. Es importante reconocer esto para poder manejarlos cuando aparezcan en nuestra mente y no obstaculicen nuestra claridad mental para tomar decisiones o realizar los procedimientos necesarios.

Definición de miedo

De acuerdo con el *Diccionario de la Lengua Española*, de la Real Academia, el miedo se define como un "comportamiento emotivo caracterizado por un tono afectivo de desagrado y acompañado de actividad del sistema nervioso con varios tipos de reacciones motoras, como el encogimiento o el temblor".

Los miedos del enfermo, sus familiares y del personal de salud

A continuación se enuncian los miedos de cada uno de los actores en el momento de la muerte de un ser humano en un ámbito hospitalario que hemos podido reconocer a lo largo de estos años de trabajo con los moribundos (cuadro 4.7), con sus familiares (cuadro 4.8) y el personal de la salud (cuadro 4.9).[9]

[9] *Idem.*

Cuadro 4.7. Los 34 miedos del enfermo.

1. A la propia muerte
2. A lo desconocido
3. Al dolor
4. A no ser bien atendido
5. A no poder vivir más
6. A la soledad
7. A no poder "controlar" su enfermedad
8. A perder la salud
9. A no poder recuperar nunca la salud
10. A perder la libertad de ser y de hacer
11. A no poder hacer "sus cosas" por sí mismo
12. A tener que depender de los demás
13. A no resolver todos sus "asuntos pendientes"
14. A no poder perdonar
15. A dejar deudas
16. A perder el autocontrol del cuerpo y de la vida
17. A no tener su "maleta lista" para el viaje
18. A haber "desperdiciado" la vida
19. A perder su cuerpo
20. A perder su paz interna
21. A cansar a sus familiares
22. A ser olvidado
23. A la despedida
24. A no poder pagar los gastos de su atención o funeral
25. A perder su identidad
26. Al cambio
27. A no entregar buenas "cuentas"
28. A no poder decir lo que siente
29. A morir solo
30. A no tener una mano a la hora de su muerte
31. A morir sin dignidad
32. A que lo "entierren"
33. A que lo entierren vivo
34. A que se lo "coman los gusanos"

Cuadro 4.8. Los 16 miedos del familiar.

1. A perder al ser querido
2. A que el ser querido sufra
3. A que el ser querido tenga miedo
4. A no poder ayudarlo
5. A no poder estar cerca de él
6. A no tener esperanzas
7. A no hacer lo correcto
8. A no poder decir la verdad
9. A los gastos
10. Al futuro impredecible
11. A la soledad
12. Al desamparo
13. A que el tratamiento no sea el adecuado
14. A tener que demostrar sus miedos.
15. A no ser lo "suficientemente fuerte"
16. A no poder participar en el cuidado

Cuadro 4.9. Los 22 miedos del personal de salud ante la muerte de los enfermos.

1. A sentir la posibilidad de su propia muerte	13. A la frustración
2. A la muerte de sus seres queridos	14. A la impotencia
3. A sentirse culpable	15. A no tener lo necesario para ayudarlos
4. A involucrarse emocionalmente	16. A no poder hacer nada por ellos
5. A demostrar su dolor	17. A no poder apoyar a los familiares
6. A demostrar su tristeza	
7. A llorar	18. A sentirse mal consigo mismo
8. A demostrar sus miedos	19. A no actuar correctamente
9. A su incapacidad técnica	20. A no saber consolar
10. A ser culpado	21. A perder su sensación de valía
11. A que le afecte "demasiado"	22. A perder su "imagen profesional"
12. A equivocarse en alguna decisión	

Para mejorar la calidad de la atención al final de la vida, el doctor Weissman, experto en la educación del personal de la salud ha detectado los miedos más comunes del personal de salud:

- Miedo a la propia muerte.
- Miedo a involucrarse emocionalmente con los enfermos y ser afectado.
- Miedo a fallar y provocar o acelerar la muerte, que incluye el temor de ser demandado legalmente y sentirse culpable por la muerte del enfermo.[10]

El tema del miedo a la culpa por parte del profesional es algo constante, debido a las características del trabajo clínico, en donde siempre existe la incertidumbre, así como múltiples factores que pueden determinar el fallecimiento del enfermo. Por tanto, es importante distinguir dos tipos de situaciones para manejar la responsabilidad por parte del profesional de la salud:

- Situaciones que dependen por completo del manejo clínico del médico y/o la enfermera. Como las situaciones agudas o críticas de las condiciones del enfermo. Es decir, aquellas que están circunscritas a su saber y sus habilidades o destrezas profesio-

[10] Weissman, David y cols., *Improving end of life care: A faculty development course book for medical educators*, Medical College of Wisconsin, 2000, p. 24.

nales, como son la formulación de un diagnóstico correcto y la prescripción de un tratamiento adecuado, y su aplicación correcta. Aun en estos casos, puede haber factores inherentes al enfermo, tanto de su condición física como del cuadro clínico en ese momento que dificulten un manejo profesional adecuado.
- Situaciones que no dependen por completo del manejo clínico del médico y/o la enfermera. Es el caso de complicaciones que dependen de las características de cada enfermo, como la edad, condiciones físicas, situación emocional, situación nutrimental, enfermedades concomitantes, factores genéticos, riesgos por estilo de vida, entre otras.

En cualquiera de las dos situaciones, en ocasiones resulta difícil poder determinar la responsabilidad del médico o la enfermera. Por ello resulta importante hablar del trabajo del perdón del médico y de la enfermera, sobre todo del autoperdón, como parte importante de su tarea tan delicada y riesgosa al cuidado de los seres humanos enfermos, para no ir acumulando, a través del tiempo, una sensación de culpa difícil de manejar.

Tres pasos para reconocer y manejar los miedos ante la muerte

Primer paso: Identificar los miedos relacionados con este caso. Analice sus propios miedos relacionados con el enfermo y a sus familiares (véase cuadro 4.9). El solo hecho de tener conciencia de ellos le puede ayudar a manejarlos. Tambien puede compartirlos con alguien que le aprecie y pueda comprender, porque expresarlos puede ayudarle a reconocerlos mejor y procesarlos.

Segundo paso: Identificar los principales miedos del enfermo y de sus familiares. Observe al enfermo y a sus familiares, sobre todo al cuidador principal, para ver si a través de sus actitudes, de su expresión facial, de su posición corporal, de sus comentarios o preguntas, puede identificar sus miedos. El simple hecho de tratar de comprender sus miedos le permitirá tener una actitud diferente ante ellos, con mayor tranquilidad y seguridad. Si es conveniente pregúnteles abiertamente sus miedos (véanse cuadros 4.7 y 4.8), de esta forma podrá ayudarlos a enfrentarlos, manejarlos, y darles una dimensión real; ya que muchas veces sólo se requiere de mayor información para cambiar los pensamientos que genera la emoción del miedo. El simple hecho de compartirlos y verbalizarlos ayuda a hacerlos más manejables, a disminuir la ansiedad y la angustia que generan en el ser humano.

Tercer paso: Tratar de comprender lo que está viviendo el enfermo y su familia. Una vez identificados los miedos predominantes del enfermo y sus familiares, podrá comprender mejor qué es lo que están viviendo en esos momentos difíciles como seres humanos. Para comprenderlos mejor "póngase en sus zapatos", aunque sea por un instante. ¿Cómo se sentiría viviendo esa experiencia? En la mayoría de casos el personal de salud no puede ni debe intentar resolver los problemas y miedos del paciente, pero el hecho de ayudarlos a que los reconozcan, de "espejeárselos", de ofrecerse como un escucha comprensible, le ayuda al enfermo, al familiar y al propio personal de salud a transitar de la confusión a la claridad, de la angustia absurda al miedo concreto y manejable, del dolor al llanto y de la negación o la renegación a la aceptación. Su actitud de interés por lo que están viviendo emocionalmente y su comprensión les hará sentirse con más confianza y apoyo. Con el tiempo irá aprendiendo cómo su diálogo con ellos, su aceptación y comprensión les hará sentir agradecimiento y se irán mas satisfechos con el servicio que recibieron. De esto se trata la calidad de la atención al final de la vida, del nivel de satisfacción que ambas partes, usuario y proveedor de servicio, obtengan al final del encuentro.

Habilidad 2: Manejar el "contagio emocional" cuando el dolor del enfermo y su familia me recuerde mis propios duelos o asuntos no resueltos

> *Si aprendes a reconocer tu situación emocional*
> *y a relajarte a través de la respiración profunda,*
> *lograrás sentirte más cómodo y seguro*
> *ante tus emociones y las emociones*
> *del enfermo grave y su familia.*

Cuando se atiende a personas enfermas, graves o moribundas y a sus familiares, surgen en el cuidador y el personal de salud muchas emociones que van desde la compasión hasta la hostilidad, el rechazo o el miedo, pasando por la empatía, la solidaridad y un amplio rango de emociones fluctuantes y a veces contradictorias; sin embargo, naturales y humanas.

La compasión es también una sensación humana natural que puede definirse como un sentimiento que se tiene de comprensión de su dolor hacia quienes sufren penalidades o desgracias; es como una sensación humana de solidaridad con el que sufre. Nos "conmovemos" con quien está sufriendo. Sin embargo, puede haber ciertas situaciones en las cuales surge algo mucho más fuerte en nuestras emociones que llamamos "contagio emocional", y que puede incluso paralizarnos como profesionales de la salud, afectando la calidad de la atención que se esté brindando.

Reconocer lo que es un "contagio emocional"

Este es un término acuñado a través de la experiencia con los enfermos y sus familias en nuestra asociación. Lo definimos como:

Una reacción emocional excesiva y desproporcional del profesional de la salud, cuando una situación que está viviendo un enfermo o un familiar le recuerda una experiencia personal dolorosa sufrida en el pasado o una "huella de abandono o rechazo", que evoca emociones dolorosas añejas, de duelos o asuntos no resueltos.

El personal de salud se refiere en general a esta experiencia como "una sensación emocional muy fuerte, en la que resulta difícil seguir atendiendo al enfermo, muchas veces sin comprender lo que está pasando". El "contagio emocional" puede generar reacciones que no corresponden a la situación actual, ya que tienen la intensidad de una experiencia personal anterior no resuelta.

Reconocer los riesgos y las oportunidades cuando sucede un "contagio emocional"

El riesgo de una experiencia de "contagio emocional" al "despertar" emociones tan dolorosas en el interior del proveedor de la atención al enfermo es que estas emociones que aparecen de repente pueden ser difíciles de identificar o manejar, o incluso impedir, total o parcialmente, al profesional atender a ese enfermo y su familia; con la consecuente sensación incómoda de fracaso y frustración.

Es importante reconocer cuando esto ocurre; por un lado, comprender qué es lo que está pasando dentro de nosotros y poder manejarlo, e idealmente, poder seguir atendiendo al enfermo. Es por esto que la consideramos una habilidad fundamental para poder dar calidad de la atención al final de la vida, ya que implica la satisfacción de ambas partes, del enfermo y el proveedor del servicio. Y desde luego, no puede haber satisfacción por parte del personal de la salud si siente que "no pudo" dar la atención requerida por el enfermo.

Estas emociones desplazadas pueden tener consecuencias si no las advertimos. Por un lado, podemos sintomatizar físicamente desde un dolor de cabeza, cuello o espalda, hasta una diarrea o una depresión. Por otro lado, puede generarse inconscientemente el deseo de querer dar un excesivo cuidado al paciente, de sobreprotegerlo, de no dejarlo morir, quizá por esa experiencia personal anterior que dejó la sensación de culpa o frustración. O por el contrario, se pueden generar deseos inconscientes de indiferencia y aun de hostilidad o rechazo, porque ese enfermo o ese familiar nos están remitiendo a recuerdos o experiencias con personas o situaciones con las que tuvimos dificultades o conflictos en el pasado. También podemos sentir con un "contagio" la sensación dolorosa de "abandono" por alguien en el pasado, ya sea por muerte o por lejanía física.

Por último, como humanos que somos, la mayoría de nosotros traemos cargando "asuntos pendientes o no resueltos" del pasado. Éstos pueden ser con familiares, parejas o amigos. Es por tanto muy importante que el personal de la salud esté preparado para vivir estas experiencias dolorosas de contagio con el dolor del otro, para poder manejar la situación.

Por otro lado, cuando sentimos un "contagio emocional" puede representar una oportunidad para elaborar el propio dolor de duelos personales o solucionar esos "asuntos pendientes o no resueltos" del pasado. Por ello es necesario desarrollar esta habilidad para poder, antes que nada, reconocer lo que está pasando en nuestro interior, para poder "soltar" o "desapegarse" de esas emociones dolorosas antiguas de nuestra vida personal o resolver, de ser necesario, esos "asuntos pendientes o no resueltos" del pasado que nos provocan sensaciones negativas.

Muchas veces estas situaciones que nos ligan a nuestro pasado emocional, vistas como oportunidades de crecimiento, nos pueden ayudar también a resolver situaciones de frustración que pudimos vivir en esos momentos del pasado en que sucedió el evento doloroso, y en el que no estábamos preparados para hacer lo correcto o lo necesario por muchas situaciones: edad, falta de visión, de preparación, o simplemente porque fue demasiado doloroso en ese momento. Si logra tranquilizarse y aprende a manejar el contagio emocional, quizá pueda hacer algo especial en este caso que está atendiendo que le hubiera gustado hacer en ese entonces, cuando tuvo la experiencia dolorosa con la que se conectó. De esta manera, la vida le está dando la oportunidad de hacer algo por el otro, que no pudo hacer en aquel momento doloroso.

A continuación se proponen tres pasos al profesional de la salud para que logre desarrollar esta habilidad para mejorar la calidad de la atención al final de la vida.

Tres pasos para manejar el "contagio emocional"

Primer paso: Identificar si en este caso que está atendiendo se ha generado un "contagio emocional". De ser así, respire varias veces en forma profunda, tomando conciencia sobre cómo entra y sale el aire por su nariz. No entre en pánico, pero tampoco intente atender el caso de este enfermo si no puede hacerlo por el nivel de las emociones que surgen en su interior. Puede pedir a un compañero de trabajo que le auxilie con este enfermo, porque para usted es muy difícil en ese momento. Trate de reconocer con qué experiencia de su vida personal pasada está "conectando" esta vivencia. Tome conciencia de ese recuerdo. Acepte este "contagio emocional" por un momento, y tome conciencia de que lo puede manejar, pues cuenta con la información para hacerlo.

Segundo paso: Separarse de este "contagio emocional". Si puede, busque un lugar tranquilo y dedique unos instantes para hacer el siguiente ejercicio mental mientras mantiene la respiración en forma profunda y consciente. Trate de separar lo "suyo" (sus propias emociones) de lo del "otro" (emociones o situaciones del enfermo o de su familia). Aclare en su mente que son dos situaciones diferentes, que este dolor que está viendo no tiene que ver con su propio dolor. Si logra separar las emociones de los otros de las suyas y se siente tranquilo, continúe atendiendo a este enfermo o familiar. Si no, solicite ayuda a un compañero.

Tercer paso: Procesar las emociones de este "contagio emocional". Al finalizar, dése el tiempo y espacio necesarios para procesar esas emociones o dolor personal, ya sea que haya podido o no continuar con la atención de ese enfermo o familiar. Procesar las emociones significa que pueda reconocer ese dolor antiguo dentro de sí y tratar de entenderlo. De ser posible, identifique alguna "huella de abandono" que le recuerde, o quizá el dolor de un duelo sufrido en el pasado por la pérdida de algo o alguien. O también un caso similar en el que se involucró emocionalmente y le provocó sensación de impotencia o culpa. Trate de reconocer qué está pasando en su interior. Pudiera ser que la situación de este enfermo le recuerda algún "asunto pendiente o no resuelto" que ha tratado de ocultar de su memoria porque es doloroso o vergonzoso. Analice y observe qué emociones se han "despertado" en usted utilizando el termómetro de las siete emociones. Una vez identificadas las emociones, podrán procesarse a través de preguntas para el manejo de las emociones del termómetro. Puede también expresarlas con alguien de confianza. Decida si hay algo que quiera y pueda hacer con ellas. Es importante que trate de ubicar con qué recuerdo o experiencia dolorosa le conectó, de manera que pueda procesar ese duelo, ese dolor en su vida pasada, o solucionar y atender ese asunto pendiente, aún no resuelto.

Habilidad 3: Dar las malas noticias de manera considerada

> La importancia de aprender a comunicarnos
> en forma sencilla, asertiva y compasiva,
> diciendo las cosas como a nosotros
> nos gustaría que nos las dijeran.

No debemos olvidar que uno de los deberes más sagrados del médico, la enfermera y el personal de la salud, es tener consideración con los seres humanos que atiende, sobre todo en los momentos más difíciles, como lo es el tener que dar una mala noticia. Por lo general, esta es una de las tareas más desagradables y tristes que el personal de salud, y en especial el médico, debe desempeñar dentro de sus funciones, y sin embargo, es inevitable y parte de su trabajo. En ocasiones, por alguna razón la enfermera se ve involucrada en dar una malas noticias, por lo que debe estar preparada. A las trabajadoras sociales no les corresponde hacerlo, sin embargo, es importante tener esta habilidad, ya que les permite manejar su comunicación con los dolientes de una mejor manera; más considerada y cuidadosa.

Reconocer cuántos tipos de malas noticias puede haber

De acuerdo con nuestra experiencia, existen cuatro tipos de "malas noticias" que debemos identificar como profesionales de la salud. Todas son difíciles, y todas requieren de nuestro mayor respeto y consideración, pero es importante saber diferenciarlas, y son:

- Dar un diagnóstico con consecuencias para el estilo de vida (como diabetes, hipertensión, problemas cardiacos o renales, amputaciones, pérdida de la vista o de alguna otra función corporal, entre otros).
- Proporcionar la noticia de una complicación durante una enfermedad, de un agravamiento de una enfermedad o de un tratamiento o procedimiento quirúrgico fallido.
- Emitir un diagnóstico que pone en peligro la vida (como cáncer, sida, accidentes vasculares cerebrales, infartos, entre otros).
- Dar la noticia de la muerte de un ser querido.

Reconocer los cuatro momentos al dar una mala noticia

De acuerdo con nuestra experiencia, existen cuatro momentos o etapas en el acto de dar una mala noticia a un enfermo o un familiar, sin importar qué tipo de mala noticia se tiene que dar. A continuación se mencionan, y luego se describirá con detalle cada uno de los pasos que se deberán llevar a cabo en cada una de estas cuatro etapas o momentos. La finalidad de establecer estas cuatro etapas o momentos es ayudarnos a tener una mayor claridad de lo que vamos a realizar en esta difícil tarea de dar malas noticias a los enfermos y sus familiares. Los momentos o etapas para dar una mala noticia son:

- Primer momento: *preparación*.
- Segundo momento: *aproximación*.

- Tercer momento: *comunicación de la noticia.*
- Cuarto momento: *cierre y despedida.*

A continuación se presentan algunas recomendaciones generales que pueden ayudar a dar malas noticias de una mejor manera. Es requisito comprender la situación emocional que tiene el enfermo y su familia, en especial los miedos que están enfrentando, para poder tener una comunicación cuidadosa y considerada. Una buena máxima es: "Decirle al otro las cosas como le gustaría que se las dijeran a usted, o a un ser muy querido y cercano a usted."

Recuerde antes de hablar, que un día usted puede tener que pasar por esta situación, ya sea por usted mismo o por algún ser querido. Esto le puede servir de motivación para hacerlo de la mejor manera. Trate que su comunicación sea cordial, clara y pausada. Mantenga una actitud de apertura y consideración durante todo el encuentro a las reacciones emocionales del enfermo o el familiar que puedan generarse, como taquipnea, sudoración de manos o cara, llanto, gritos, levantamiento brusco o incluso tomar una actitud agresiva hacia usted. Recuerde que no es personal, sino una manifestación del dolor que esa persona está viviendo, y que los seres humanos no tenemos la misma capacidad de manejar en forma adecuada las situaciones difíciles, sobre todo cuando se trata de la muerte, ya sea propia o la de un ser querido.

Recuerde también que uno de los "Siete derechos del enfermo grave o en fase terminal" es a saber la verdad sobre su situación de salud, lo cual confirmamos como una de las prioridades en la encuesta previa realizada. El enfermo y la familia necesitan saber la verdad de la situación para poder prepararse física, mental, emocional y espiritualmente, inclusive para arreglar sus "asuntos pendientes", ya sean emocionales, materiales o legales.

Tres pasos para dar las malas noticias

A continuación se presentan los cuatro momentos que se proponen para realizar esta tarea de una mejor manera y los tres pasos dentro de cada una de estas etapas. Es muy importante destacar, que estas recomendaciones deben adecuarse a la personalidad y el criterio de cada profesional de la salud, y considerar para su aplicación las características y peculiaridades de cada enfermo y cada familia.

Primer momento: preparación

Primer paso: Relajar su cuerpo y su respiración. Si le es posible, antes de dar la mala noticia busque un espacio tranquilo para meditar por un momento; o cierre la puerta de su consultorio y luego, sus ojos por un instante. Trate de relajarse para que pueda manejar el estrés en esta situación difícil. Tome varias respiraciones tranquilas en forma lenta y profunda, y vaya relajando su cuerpo. Tome conciencia de la tensión en cada uno de los músculos de su cuerpo. Sienta cómo va soltando toda la tensión de sus músculos y articulaciones. Relaje sobre todo los músculos de su cuello (moviéndolo de un lado a otro suavemente varias veces), sus manos (sacudiéndolas suavemente frente a usted varias veces) y su cara (para lograr una mejor relajación de los músculos de su cara abra y cierre su boca ampliamente para liberar la tensión de su articulación maxilofacial, y déle un masaje circular a los músculos de su entrecejo con la yemas de los dedos). Si lo siente necesario, déle un masaje al resto de los músculos de su cara y de su cuello por unos instantes, moviendo su cabeza de un lado al otro, al tiempo que masajea las partes en donde sienta mas tensión.
Segundo paso: Identificar sus miedos. Identifique los miedos del personal de salud (véase cuadro 4.9, pág. 72) y las emociones (véase "Termómetro de las siete emociones del duelo", pág. 48), que aparecen en su mente para dar esta noticia. Trate de irlos sacando de su interior a través de una exhalación. Intente pensar que en el momento indicado podrá comunicarse de una manera adecuada, cordial y considerada. Pida ayuda superior si lo considera necesario.
Tercer paso: Buscar un lugar adecuado. Seleccione un lugar apropiado para el encuentro con el enfermo o familiares, de preferencia un lugar privado, en donde pueda hablar por un tiempo adecuado sin ser interrumpido. De ser posible, hágase acompañar por otro colega profesional. Recuerde apagar su celular durante la entrevista y mantenerse centrado en lo que está haciendo, ya que es muy importante para el enfermo y sus familiares.

Segundo momento: aproximación

Primer paso: Primera impresión mutua. Tome conciencia de su expresión facial y su actitud corporal en el momento que se está acercando el enfermo a usted o usted a él. Siga respirando en forma profunda y pausada y muy conscientemente. Si le es posible déle una ligera sonrisa para establecer un contacto humano cercano, pues lo que va a comunicarle es algo demasiado importante en su vida y la de su familia. (Los expertos en comportamiento humano refieren que una sonrisa, aunque sea ligera y suave, es un gesto humano que nos permite acercarnos emocionalmente a otro ser humano.) Observe su actitud corporal, la expresión de su rostro y sus ojos. Procure, si puede hacerlo, que venga acompañado cuando tenga que dar la noticia. Si viene acompañado, observe también a su acompañante y, si es pertinente, déle a él o ella también una sonrisa suave pero cordial, que le permita saber que ellos son importantes para usted.

Segundo paso: Saludo cordial. Si está sentado, póngase de pie, salúdelo(s) de mano y viéndolo(s) directamente a los ojos, para establecer una relación humana cercana en este momento tan difícil.

Tercer paso: Manejo del espacio físico en relación con el enfermo. Invítelo(s) a sentarse, y una vez que él(ellos) se haya(n) sentado, de ser posible siéntese frente a él(ellos) a una distancia no muy lejana. Si puede hágalo a una distancia en que pueda tocarlo al estirar la mano, en caso de que así lo crea adecuado, y si se lo permite el enfermo o el familiar, tóquele con respeto y consideración un hombro, la espalda o la mano, para que pueda(n) sentir su empatía y apoyo emocional en ese momento tan difícil.

Tercer momento: comunicación de la noticia

Primer paso: Averiguar qué sabe el enfermo. Trate de conocer qué es lo que sabe el enfermo o el familiar sobre la situación de la cual debe darle la noticia.

Si la noticia es de un *diagnóstico grave*, pueden ser útiles preguntas tales como: "¿Qué sabe usted con respecto a su enfermedad?, ¿Qué le han dicho los otros médicos? ¿Cuál cree que es su situación actual?, entre otras.

Si la noticia es de la *muerte de un ser querido*, puede preguntarle (sólo si es prudente) si se le ha comunicado la gravedad o lo delicado de la situación de su ser querido. Si está consciente de los riesgos de la enfermedad y de las condiciones de su familiar.

Segundo paso: Iniciar la comunicación en forma tranquila y pausada. Para empezar a dar la noticia hable claro y despacio viéndolo a los ojos.

Si la noticia es de un *diagnóstico grave*, puede utilizar frases como "No me gusta tener que dar estas noticias, pero usted necesita saber que...", "Me apena mucho decirle...", "Siento mucho decirle que...", "Me temo que no tengo buenas noticias para usted, pues...", " La vida nos pone retos, y este es un fuerte reto para usted...", "Es difícil decir esto, pero usted tiene que saber la situación de su salud o sobre...". De ser posible, incluya al enfermo en las pláticas con los familiares, y en las decisiones respecto de su tratamiento. Muchas veces los enfermos sienten que no los toman en cuenta en las pláticas con los doctores, y que no les preguntan su opinión. Recuerde que su participación en las decisiones de su cuidado es uno de los siete derechos del enfermo grave o en fase terminal.

Si la noticia es sobre la *muerte de un ser querido*, puede utilizar frases como: "Lo siento mucho, pero aunque hicimos todo lo que estaba en nuestras manos, su familiar acaba de fallecer (o de trascender, que da una idea más clara de que no es el fin)", o "Lo lamento, pero la enfermedad (o la condición de salud) de su familiar no nos permitió ayudarle como hubiéramos querido, por lo que siento tener que informarle con mucha pena, que su familiar acaba de fallecer".

Tercer paso: Explicar claramente la situación. Explique con detalle la situación.

Si la noticia es *sobre su salud*, describa muy claramente las características, síntomas, posibles complicaciones y pronóstico de su enfermedad. Hágale saber detalladamente su nivel de evolución sin utilizar palabras demasiado técnicas o difíciles de entender. Explique claramente cuáles son las posibilidades de recuperación, las posibles complicaciones, el o los tratamientos disponibles, o los cuidados necesarios para mantener una calidad de vida. *Pero nunca le quite la esperanza. Nunca dé una fecha o tiempo determinado para su posible fallecimiento* (recuerde que estos son algunos de los errores que tenemos que evitar al dar malas noticias). Hágale saber que él podrá participar en las decisiones relacionadas con sus cuidados y tratamientos. Déle la oportunidad de hacer preguntas, también de expresar sus emociones. Si llora, no se sienta mal, no es personal, usted no es el culpable de la situación. Si le es posible, extienda su mano y tóquelo suavemente en el hombro o la espalda, esto le ayudará mucho en medio de su confusión y su dolor.

Si la noticia es sobre el *fallecimiento de un ser querido*, explique las condiciones o complicaciones que surgieron que lo llevaron a la muerte. Describa con detalle el tratamiento o las medidas que se utilizaron para ayudarlo (si considera que esta información es pertinente en este momento o si es relevante). Respete con su silencio las manifestaciones de emociones que puedan surgir en ese momento. No tiene que decir nada, sólo dése el tiempo para estar un momento ahí para acompañarlos. Puede mantener su atención en su respiración, de manera que pueda asegurarse que su cuerpo está lo más relajado posible, para que pueda trasmitir tranquilidad y confianza al doliente en esos momentos tan difíciles para él o para ellos.

Cuarto momento: cierre o despedida

Primer paso: Asegurarse que no queden dudas. Pregúntele si no tiene alguna duda o pregunta respecto de su enfermedad o tratamiento, o con respecto a la situación o condiciones de la muerte de su ser querido. Déle unos instantes para pensar y procesar la noticia.

Segundo paso: Elaborar el plan a seguir. Concluya con un "plan a seguir" con actividades concretas, de acuerdo con el tipo de noticia que haya dado.

Si es un diagnóstico de *mal pronóstico* puede decir: "Lo que es más conveniente hacer enseguida es...", "Yo sugiero que...", "En estos casos...", "De acuerdo con mi experiencia, lo que podemos hacer...".

Si la noticia es sobre el *fallecimiento de un ser querido*, podría concluirse el encuentro diciendo: "Yo me encargaré de extenderle el certificado de defunción, para lo cual necesito...", "En estos momentos una trabajadora social vendrá a hablar con usted para ayudarle en los trámites necesarios", "Si requiere de alguna información adicional, estoy en la mejor disposición de ayudarle".

Tercer paso: Despedida personal. Al despedirse obsérvelo(s) directamente a los ojos, acérquese a despedirse de mano o, mejor aún, si le es posible, con un abrazo, o tocando un hombro o la espalda suavemente, pues acaba de participar en uno de los momentos más importantes y trascendentes de su vida. A partir de este momento, de esta noticia que le(s) ha dado, iniciará(n) un proceso de duelo y tendrá(n) que hacer cambios y ajustes muy significativos en su vida, y en el de toda su familia. Puede utilizar frases como: "De nuevo, le repito, siento mucho esto que está pasando, si en algo puedo ayudarle..."

Habilidad 4: Acompañar con dignidad el momento de la muerte

> Sólo tratarlos
> como a ti te gustaría que te trataran
> en esos momentos tan difíciles
> de la separación y la despedida.

Para el desarrollo de esta habilidad también se aplica la máxima de: "Haz por el otro lo que tú quisieras que alguien hiciera por ti." Uno de los momentos más importantes de la vida es el momento de nuestra muerte. ¿Cómo le gustaría morir a usted? ¿Solo, o rodeado de sus seres queridos? ¿Tomado de la mano de un ser que le acompañó durante la vida, y con el cual compartió sus logros y tristezas? ¿Le gustaría tener personal de salud sensible y afectuoso cerca de usted? ¿Le gustaría sentir un ambiente de paz y de respeto por su persona y su familia? ¿Cómo le gustaría que su médico se comportara con usted y su familia en esos momentos?

"Acompañar" es un verbo muy especial. Es algo muy importante en la vida de un ser humano, y más aún en el momento de nuestra muerte. Sentirse "acompañado" es sentirse aceptado, considerado, querido, y respetado. Es sentirse "tomado en cuenta". Acompañar se define como "participar en los sentimientos del otro".[11]

La "dignidad" o sentirse "digno" es uno de los requisitos fundamentales para que un ser humano sienta que vale y que merece respeto. "Dignidad" es definida como "calidad de digno, es decir, que es merecedor de algo favorable".[12]

Una *muerte digna* significa, por tanto, estar acompañados en ese momento tan especial en la vida del ser humano, y recibir un trato humano, cálido, considerado y respetuoso, que permita que quien está trascendiendo de este mundo físico se sienta tratado humana y

---
[11] Real Academia Española, *Diccionario de la Lengua Española*, Espasa-Calpe, España, 1992.
[12] *Idem.*

dignamente. Una muerte digna debe considerar las necesidades de sus cuatro cuerpos, así como sus valores, creencias y deseos. Es decir, que hasta donde sea posible su muerte sea de la manera en que él lo hubiera querido, ya sea en el lugar, con las personas que ella hubiera querido, incluso con los rituales religiosos o familiares que le hubieran gustado.

Para lograr una muerte digna en el ámbito hospitalario se requiere de la presencia confortadora y de la participación considerada del médico y la enfermera, como los personajes centrales de la atención al enfermo. Se requiere de su participación decidida y activa, sin miedos, con preparación para lograr ese trato humano, considerado y respetuoso, pues si ellos no lo dan, ¿quién podrá otorgarlo a los seres humanos que mueren en los hospitales? Sólo los tanatólogos están preparados para acompañar el momento de la muerte, pero son muy pocos en el país, y aún no se ha tomado conciencia de la importancia de su papel en la calidad de la atención al final de la vida del ser humano en los hospitales; aún no se les considera parte del equipo interdisciplinario de la atención a la salud.

Si se prepara para desarrollar esta habilidad con el conocimiento que se le proporciona a lo largo de este texto podrá acompañar en paz al enfermo y su familia, y aprenderá grandes lecciones de la vida, como: el apreciarla más cada momento, así como valorar más sus relaciones significativas. Esto lo descubrirá con cada enfermo que se dé la oportunidad de acompañar en esos momentos sagrados en que el alma se desprende del cuerpo para regresar a la fuente de la vida, como todas las religiones, filosofías y sabidurías nos lo enseñan. Y, como si fuera poco, aprenderá a prepararse cuando su turno llegue de regresar a la fuente de la vida.

Recordemos la imagen original del médico y la enfermera de antaño: al pie de la cama del enfermo, dando lo mejor de sí mismos, siendo muy queridos y respetados por los enfermos, cumpliendo su misión de servicio humanitario y bondadoso. Podemos rescatar esta imagen, sobre todo cuando demos la atención al final de la vida que es quizá el momento cuando más se requiere de una actitud compasiva y considerada. Debemos recordar los más íntimos anhelos de nuestra vocación que nos hizo un día tomar la decisión de convertirnos en médicos o enfermeras. ¿Qué pasó con nuestra vocación de servicio humanitario a los enfermos?

Para "acompañar" no se requiere más que de la intención y el deseo de hacerlo. Para poder ser un buen acompañante hay que saber "estar ahí", con una presencia serena y fuerte. No se requiere hablar, "decir" o "hacer" cosas, sólo escuchar y observar lo que está pasando con respeto y consideración; puede ser una compañía de gran ayuda para el moribundo y la familia en esos momentos tan importantes. Puede ayudarle el concentrarse en su respiración o "acompañar" con su respiración el ritmo de la respiración del enfermo. Recuerde que si tiene fe en algo o en alguien superior, el momento de la muerte es un buen momento para pedir ayuda y fortaleza.

Reconocer los tres momentos del proceso de la muerte

Podemos dividir en tres momentos el proceso de morir de un ser humano, con la finalidad de hacer más fácil la comprensión del proceso y, por tanto, ayudarnos a acompañar de una mejor manera, con mayor claridad, el momento de la muerte de un ser humano. Estos tres momentos son:

- **Primer momento:** *antes de la muerte.*
- **Segundo momento:** *durante la muerte.*
- **Tercer momento:** *inmediatamente después de la muerte.*

Tres pasos para acompañar el momento de la muerte

A continuación se presentan los pasos que se proponen para realizar esta tarea de "acompañar" de una mejor manera el momento de la muerte, considerando sus tres momentos. Es muy importante resaltar que estas recomendaciones deben adecuarse a la personalidad y el criterio de cada médico y enfermera o trabajadora social. Deben también tomarse en consideración para su aplicación las características y peculiaridades de cada enfermo y cada familia.

Primer momento: antes de la muerte

Si puede darse la oportunidad de acompañar al enfermo y su familia en esos momentos de espera tan importantes, siéntase afortunado, pues son momentos sagrados muy importantes que con seguridad enseñarán mucho; y en los que podrá dar mucho a esta familia y al enfermo que está muriendo. Su presencia tranquila y segura, como profesional de la salud, puede hacer una gran diferencia en esta experiencia a la que tanto tememos los seres humanos por falta de preparación.

Primer paso: Preparación para conectarse a su paz o fortaleza interna. Para acompañar con tranquilidad, consideración y respeto a un enfermo y su familia en ese momento tan importante de la transición, necesita prepararse antes de entrar a la habitación. Respire varias veces en forma pausada para poder "conectarse" con su serenidad interna. Necesita desarrollar su fortaleza interna a través de calmar su mente, llevando su atención a su respiración profunda y pausada durante varios minutos. Esto le permitirá tomar una actitud tranquila, dejando a un lado, antes que nada, sus miedos, sobre todo el miedo a "no hacerlo bien", o al "Qué dirán de mí, que me acerco o involucro emocionalmente con los enfermos y sus familiares". Necesita romper con el ritmo apresurado de las rutinas hospitalarias impersonales y poco consideradas. Si tiene fe en un ser superior, este es el momento de comunicarse con él para lograr la serenidad que necesita en esos momentos. Durante el acompañamiento procure observar y sentir sus emociones, las sensaciones de su cuerpo, de su respiración, para que ,,es natural en estos momentos) y su respiración se acelera, empiece a respirar cada vez más profunda y lentamente. Identifique si durante el acompañamiento siente "contagio emocional", o sea, si siente dolor por recordar una experiencia personal dolorosa. Si es así, tome conciencia de este contagio y comprométase a trabajarlo más tarde, cuando haya terminado de acompañar a esta familia. Regrese su atención a su respiración y relaje los músculos de sus manos, brazos y piernas; o de cualquier otra parte de su cuerpo en donde sienta tensión.

Segundo paso: Acompañar al enfermo y su familia en la espera. De ser posible trate que el enfermo y su familia tengan privacidad en ese momento, ya sea que deba recorrer una cortina, cerrar una puerta, o pedirle a los familiares de las camas vecinas que se retiren por un momento.

Si puede permitir la entrada a más de sus familiares que quieran estar presentes, hágalo es algo que le van a agradecer de por vida, si es que ellos quieren estar ahí en ese momento. Recuerde que uno de los deseos más importantes de un moribundo es estar acompañado por sus seres queridos.

Puede ayudar a los familiares a que se acerquen a su enfermo sin miedo, que lo toquen, le tomen la mano, lo acaricien, le digan cuánto lo quieren y que puede irse en paz, que desean que ya descanse, que ellos van a estar bien, que no se preocupe por nada ni por nadie, que es el momento de partir a donde quiera que tenga que ir de acuerdo con su fe y sus creencias.

Haga un "círculo de amor", si lo considera adecuado. Este es un ritual muy bello y sencillo que puede ayudarles en ese momento tan difícil. Pida a los familiares (aunque sean uno o dos) que hagan un círculo alrededor del enfermo si están de acuerdo; y si sienten que tienen la fortaleza para ayudarle a partir a su ser querido con amor en ese momento tan significativo para él. Si algún familiar está muy conmovido, llorando o inquieto, es mejor que espere afuera, pues es muy importante mantener la mayor tranquilidad posible para este ser que está próximo a dejar su cuerpo y regresar a la Luz. Aunque sólo sea a uno o dos familiares, pídale(s) que tome(n) de la mano al enfermo o le toque(n) el hombro, uno a cada lado, para formar un círculo. Si así lo siente y desea, inclúyase en el círculo también. Una vez formado el círculo, mencione lo importante y sagrado que es este momento para cada ser humano, pues es el momento de regresar a la fuente de la vida y de dejar esta vida física y este cuerpo enfermo que ya no funciona bien, y que no lo puede contener y sólo le está ocasionando molestias, dolor y sufrimiento. Puede mencionar cómo nadie nos prepara para vivir estos momentos tan significativos, pero que podemos ayudarle a nuestro ser querido a que pueda realizar esta transición de una mejor manera, rodeado del amor y del agradecimiento de sus seres queridos. Pídales a quienes así lo deseen que le digan algo bello al ser querido que está dejando su cuerpo o a punto de dejarlo. En general, le dicen cuánto lo quieren, le agradecen, o se despiden asegurándole que todo va a estar bien. De alguna manera le dan el "permiso" de partir. Este es un buen momento para pedir perdón y para perdonar. Puede haber lágrimas, y está bien. Lo importante es que nadie llore demasiado, que perturbe al alma que se está desprendiendo o a punto de hacerlo. Ésta es quizá la última oportunidad que tengan de decirle cosas bellas que no se habían atrevido sino hasta ese momento.

Si se conmueve durante esta experiencia y aparecen lágrimas en sus ojos está bien. No tema perder "profesionalismo", al contrario, seguramente los familiares se lo agradecerán, pues sentirán el "toque humano" de su parte en ese momento. Recuerde que el trato humano y considerado es el primero de los tres deseos del moribundo.

Puede estar tomando sus signos vitales, su pulso, revisando su respiración, o inclusive humedeciendo su boca, secando su frente; si es necesario. Pero recuerde que más que "hacer" cosas, su presencia "estando" sólo ahí es muy importante, como miembro del equipo de salud, como representante del hospital, acompañando en silencio, con una actitud de profundo respeto y reverencia en este momento tan íntimo que está compartiendo con esta familia.

Si lo desea puede acercarse muy lentamente y tomar la mano del enfermo. Háblele muy suavemente al oído y dígale que todo va a estar bien (con seguridad y aplomo). Pídale que relaje su cuerpo, que poco a poco va a ir sintiendo cómo abandona su cuerpo físico, para que pueda dejar de sufrir y poder descansar.

Puede utilizar algunas frases que puedan dar tranquilidad en esos momentos, como: "Todo está bien, manténgase tranquilo", "Ya cumplió con la vida", "Puede irse en paz", "Hizo lo mejor que pudo", "Si tiene alguna preocupación, suéltela, no deje que le afecte", "Libérese de los apegos", "Recuerde que en el amor todo es perdonado", "Lo único que importa en este momento es que pueda descansar".

Segundo momento: Durante la transición de la muerte

Si tiene la oportunidad de estar presente en el momento de la transición de esa alma siéntase privilegiado, pues es un momento sagrado y muy importante que con seguridad le enseñará mucho y en el que podrá dar mucho a esta familia y al enfermo que está muriendo. A continuación se describen las recomendaciones para acompañar este momento tan especial.

Primer paso: Preparación interna para conectarse a su paz o fortaleza interna. En este preciso momento es muy importante su actitud e intención de acompañar con su paz interna, ya sea en silencio o con palabras que tranquilicen. Si aparece una sensación de miedo, trate de reconocerla y no permita que interfiera en este momento. Puede ayudarle relajar y profundizar su respiración conscientemente, sin apartar

HABILIDAD 4: EL MOMENTO DE LA MUERTE

su atención de la sensación de cómo entra y sale el aire por su nariz. Observe sus emociones (utilice mentalmente el "Termómetro de las siete emociones") y las sensaciones de su cuerpo. Tranquilice su mente y conéctese a su más profundo deseo de lo mejor para este enfermo y su familia. Si tiene creencias superiores es un buen momento para pedir guía y fortaleza para acompañar a este ser humano y a esta familia en momentos tan importantes.

Segundo paso: Acompañar la transición. Es importante que los familiares sepan que en estos momentos el que está partiendo necesita de mucha tranquilidad y de todo el amor y la comprensión de los suyos. Necesita de una actitud de aceptación y participación reverente, ya sea a través del silencio, una oración, lecturas sagradas, palabras suaves o trasmisión de ternura y amor.

Puede utilizar algunas frases que puedan ayudarle en esos momentos, como: "Todo está bien", "Llegó el momento de su partida", "Tenga la confianza de que ya no necesita de su cuerpo físico", "Tenga la seguridad de que todo va a estar bien", "Diríjase a la Luz en paz", "Déjese guiar por la Luz", "Déjese guiar por el amor y la paz que emana de esa Luz", "Concéntrese en la Luz que aparece frente a usted" (muchas de las personas que tienen experiencias de "casi muerte", o "muerte clínica" refieren la visión de una luz muy intensa que los atrae).[13]

Puede decirle, si conoce sus creencias religiosas o las imágenes que veneraba en vida, que en este momento sienta Su presencia (muchas personas que tienen experiencias de "casi muerte" o "muerte clínica" refieren que en esos momentos pueden "ver" a esos seres sagrados que veneraban en vida venir a encontrarlos, como es el caso de la Virgen, de ángeles o seres de Luz).[14]

Si sabe que perdió algún ser querido cercano que extrañaba, dígale que lo llame, para que en esos momentos venga a ayudarle (es muy común que los moribundos que se han recuperado refieran la presencia de estos seres queridos fallecidos que vienen a encontrarlos).[15]

Cuando el enfermo está dejando de respirar observe con tranquilidad sus respiraciones. Sienta su pulso y vigílelo con serenidad, para sentir cuando el corazón deje de latir. No haga movimientos bruscos o expresiones faciales de tensión de miedo o dolor, no son necesarias y sólo inquietarían a los familiares. Cuando esté en sus

---

[13] Moody, Raymond, *Vida después de la muerte*, EDAF, España, 2002, p. 84.
[14] *Op. cit.*, p. 80.
[15] *Idem.*

últimas respiraciones, que son cada vez más largas y más pausadas, tome respiraciones profundas y exhale sintiendo que le ayuda con su exhalación a iniciar su transición hacia la Luz con cada respiración. Como si su exhalación quisiera compartir con esa alma su tranquilidad, su mejor intención y su mejor deseo para que pueda, en medio de la paz y la serenidad, dejar ese cuerpo enfermo y dejar de sufrir.

Cuando el enfermo deje de respirar observe las sensaciones de su cuerpo y relájelo, tomando conciencia de su respiración. Respire profundo y pausado para llenarse de equilibrio y paz. Observe el cuerpo del enfermo ya sin vida sin miedo, pues si hay familiares todos estarán observándole cuidadosamente. Observe la escena con tranquilidad, entendiendo lo que está pasando en ese momento, sabiendo que su alma se está "desprendiendo" o "separando" de su cuerpo físico de acuerdo con todas las religiones y sabidurías (véase en el cap. 2, "Sobre la muerte y el morir humano", pág. 21).

Si ya corroboró que los signos vitales se han detenido y que ya ha fallecido, anuncie a los familiares que acaba de morir, y que requiere de toda su ayuda en ese momento con su tranquilidad para que pueda partir en paz.

Cierre sus ojos y su boca, si es necesario, con mucha delicadeza, sin prisa y con tranquilidad.

Si hay presencia de manifestaciones de dolor de los familiares, no se incomode por esto. Acepte cualquier cosa que suceda con tolerancia y sabiendo que el dolor del duelo es un proceso natural que puede llevar a un crecimiento humano con el paso del tiempo.

Si hay manifestaciones de llanto incontrolado puede abrazar muy suavemente a este familiar y llevarlo hacia fuera de la habitación. Es importante que esta persona, que tiene todas sus emociones alteradas o está en crisis, sienta el contacto físico, si lo permite, ya sea tomándolo de un brazo o por los hombros. Puede decirle al oído muy suavemente: "¿Quieres ayudar a tu ser querido en estos momentos tan importantes para él(ella)?, porque él(ella) necesita en este momento de todo tu amor, tu paz y tu tranquilidad para poder partir en paz. ¿Te gustaría ayudarle?" Si no puede controlar el llanto puede pedirle a alguien, ya sea un familiar o un compañero que lo acompañe, a tranquilizarse afuera de la habitación.

Si alguien entra en crisis hay que pedirle con suavidad, pero con firmeza, que nos vea a los ojos y apartarlo del lugar para que la habitación del alma que está desprendiéndose del cuerpo físico lo pueda hacer en paz. (Es sabido cómo puede un ser querido retener al moribundo con sus llantos y sólo prolongar la agonía sin sentido.) Debe tenerse cuidado de no incomodar o ser impertinentes cuando alguien está en crisis de llanto, lo más importante es que no estén en la misma habitación del que acaba de fallecer. Algunas personas refieren alivio cuando sienten el contacto físico de alguien que les consuela, sobre todo si éste está tranquilo y puede trasmitirle confianza, comprensión y paz en esos momentos tan difíciles.

Tercer momento: inmediatamente después de la muerte

Si tiene la oportunidad de quedarse por unos momentos después de que el enfermo haya fallecido, dése ese regalo y déselo a los familiares y al alma del enfermo que está en el proceso de abandonar su cuerpo y hacer la transición hacia la Luz. No salga con rapidez de la habitación, no hay prisa por realizar los trámites administrativos, todo puede esperar. Sólo observe la hora en que sucedió el fallecimiento para la documentación que hay que llenar. Permítales a los familiares, si así lo desean y están tranquilos, quedarse en la habitación. Infórmeles que no hay prisa, para que puedan despedirse con tranquilidad de su ser querido. A continuación se describen las recomendaciones para ese momento tan especial.

Primer paso: Preparación interna para conectarse a su paz o fortaleza interna. Es muy importante mantenerse conectado a su paz interior, no permita que la mente le distraiga con pensamientos de prisa o de miedo. Para mantener su tranquilidad puede ayudarse llevando su atención de nuevo a su respiración, tomando conciencia de cómo entra y sale el aire; por su nariz lo más suave posible que pueda. Si se desconecta de su paz interna empezará a sentir angustia y prisa por retirarse de la habitación, y perderá la oportunidad de acompañar el alma de ese enfermo y a esa familia afligida, en medio de esa atmósfera indescriptible de paz que se genera cuando un alma está dejando su cuerpo físico. Algo pasa a nivel bioenergético, que nuestra mente humana no puede comprender, porque se siente una tranquilidad serena y profunda en el momento de la muerte de los seres humanos. Si tiene creencias en un ser superior, es el momento de pedir ayuda y guía para acompañar a esta familia que acaba de perder a un ser querido.

Segundo paso: Acompañar a la familia en la despedida a su ser querido. Procure que no haya prisa por sacar el cuerpo de la habitación, y que el resto del equipo de salud permita el tiempo adecuado a la familia para la despedida. Con frecuencia las enfermeras deben preparar el cuerpo y los camilleros deben llevarlo al anfiteatro del hospital. Puede hablar con ellos para que permitan a la familia quedarse unos momentos con su ser querido recién fallecido. En ocasiones los familiares quieren hacerlo, otras prefieren irse rápidamente a realizar los trámites necesarios o para avisar al resto de la familia y amigos. Sin embargo, es importante que sepan que si así lo desean pueden quedarse con su ser querido en esos primeros instantes de paz. En general dependerá de las costumbres y creencias religiosas de la familia. Hay quienes consideran muy importante leerle un salmo de la *Biblia* a su familiar en ese momento, o de orar por su alma para que sea recibida por el Padre celestial. De ser así le van a agradecer muchísimo el poder hacerlo al lado del cuerpo ya sin vida de su ser querido.

Si el cuerpo está conectado a aparatos y sondas pídale a los familiares que le permitan un momento para retirárselas, para que puedan despedirse de su familiar de una mejor manera. Asegúrese que no sientan que los está sacando y que no quiere que regresen; tiene que hacerlo de una manera suave y dulce, transmitiéndoles confianza y respeto.

Si está dentro de sus creencias personales, puede realizar mentalmente una oración o una plegaria de ayuda espiritual para el alma que está dejando el cuerpo físico. Esto es una práctica común entre el personal de enfermería y algunos médicos. Si los familiares están orando, puede orar en voz alta o en su mente con ellos si se siente cómodo. Con seguridad sentirán mucho apoyo, empatía y ayuda de su parte, lo cual le agradecerán por mucho tiempo.

Tres cosas importantes al final del acompañamiento en el momento de la muerte

Siempre representa un reto emocional y profesional acompañar a morir a un ser humano, no sólo por lo que significa la muerte y la incertidumbre del momento, sino porque con frecuencia hay familiares alterados alrededor del enfermo. Sin embargo, con la práctica se puede llegar a convertir en uno de los momentos más significativos de nuestra práctica profesional. Por último, hay tres cosas que consideramos muy importantes que debemos observar, después que acompañamos el momento de la muerte de un enfermo.

Ayudar a la familia a despedirse de su ser querido

No olvide dar el tiempo suficiente a los familiares para despedirse y acercarse a abrazarlo si sienten la necesidad, para que le digan todo lo que crean necesario. Este es un momento muy importante para despedirse en paz que les ayudará enormemente en su duelo posterior.

Si puede, permita la entrada a más familiares que quieran despedirse, es algo que le van a agradecer mucho. Puede ayudar a los familiares para que se acerquen a su ser querido sin miedo que lo toquen, le tomen la mano, lo acaricien, le digan cuánto lo quieren, y que puede irse en paz; que ellos van a estar bien. Que no se preocupe por nada ni por nadie, que es el momento de partir a dondequiera que tenga que ir de acuerdo con su fe y sus creencias.

Si las lágrimas aparecen en sus ojos, no las reprima, permítase sentir, como ser humano que es, la emoción del momento tan conmovedor que está compartiendo con esta familia.

En este momento puede realizarse un "círculo de amor", aun si ya se realizó durante su agonía (ver recomendaciones para el "círculo de amor" en la pág. 90). Este es un momento muy importante para la familia ya que es la última vez que verán el cuerpo de su ser querido en una cama (no dentro del ataúd). Usted puede ayudarlos mucho en ese momento, pues ellos no saben cómo despedirse. En este "círculo de amor" podrán despedirse y decirle que se vaya en paz, y aunque lo van a extrañar, se puede ir en paz. Que todos van a estar bien, que le agradecen todo lo que en vida les dio. Pueden decirle cualquier cosa que deseen, o que no se hubieran atrevido a decirle antes. Este es un buen momento para pedir perdón y para perdonar. Esto puede ser de gran ayuda para la elaboración posterior del duelo de los familiares.

Despedirse de la familia

Esta despedida es muy importante, tanto para la familia como para el médico, la enfermera y la trabajadora social, ya que con esta despedida se cierra un ciclo en el que se compartieron momentos muy íntimos y especiales. Debe reconocer su empeño profesional en relación con ese enfermo y su familia, y reconocerse también como un ser humano que fue capaz de establecer una estrecha relación humana con ese enfermo y con esa familia.

Prepare internamente su mente y su corazón para la despedida. Observe sus emociones y las sensaciones de su cuerpo. Relaje su respiración haciéndola de nuevo más profunda y pausada. Tranquilice su mente y conéctese a su más profundo deseo de lo mejor para este ser humano que acaba de partir y para su familia.

Despídase del ser humano que acaba de partir. Observe el cuerpo del enfermo ya sin vida sin miedo. Observe la escena con tranquilidad, comprendiendo lo que está pasando en ese momento, reconociendo que su alma se está "desprendiendo" o "separando" de su cuerpo físico. Acérquese al cuerpo ya sin vida física muy despacio y sin miedo. Agradézcale mentalmente o en voz baja la oportunidad de haberlo atendido en su enfermedad, y también si hubo algo especial que le enseñó o le dio en vida como médico, enfermera o como trabajadora social. Trate de mencionar al menos una cosa que le agradece en especial, como una mirada, un momento de intimidad humana, un momento de lucha compartida, entre otras cosas.

Dígale de nuevo que no se preocupe por nada, que todos sus seres queridos van a estar bien. Que lo importante en ese momento es que él o ella esté tranquilo(a) y en paz para realizar su transición hacia la Luz, y hacia esas dimensiones que nuestra mente humana no puede comprender. Tome una respiración profunda y despídase de él(ella) deseándole un buen camino.

Despídase de los familiares. Tome el tiempo necesario para despedirse de la familia. No lo haga con prisas porque pudiera parecer que no importó lo que acaba de suceder.

Infórmeles con palabras sencillas y claras los procedimientos de rutina que se deben realizar. Coménteles que la trabajadora social les dará las indicaciones necesarias para hacer los trámites correspondientes.

Despídase personalmente de cada uno de los familiares con quienes compartió momentos tan especiales. No tiene que decir nada, cualquier cosa en estos momentos tan difíciles puede ser inapropiada. Su presencia serena y acompañamiento respetuoso será más que suficiente. Si lo considera adecuado despídase de mano o con un abrazo. Mire a los familiares directamente a los ojos, no evada su mirada; si ellos no lo hacen está bien, porque están muy afectados y no saben cómo reaccionar en ese momento. Usted puedes darles confianza y seguridad si lo ven tranquilo.

Si la respuesta de la familia no es la que esperaba, no le dé importancia. En primer lugar, no lo hace para que se lo agradezcan, sino porque su corazón le dice que es lo correcto. En segundo lugar, debe comprender el dolor que están viviendo en ese momento y la confusión mental que puede ocasionar la muerte de un ser amado. Usted sólo está haciendo lo que le gustaría que su médico, enfermera o trabajadora social hicieran en el momento de su muerte, o en el momento que acabara de morir un ser querido.

Cerrar este ciclo tan importante que acaba de vivir

La experiencia humana con la muerte, siempre es una experiencia profunda, significativa y conmovedora. Por tanto, es necesario reconocer todas las emociones que se nos movieron internamente, para procesarlas y no nos afecten después, tanto física como emocionalmente. En una encuesta realizada al personal de la salud de cuatro hospitales,[16] referían que las emociones de tristeza y frustración quedaban en su pecho varias horas después de la muerte de cada enfermo. En algunos casos estas sensaciones duraban el resto del día, y en otros casos extremos referían que estas sensaciones pesadas permanecían por dos o tres días.

Utilice la "Guía para registrar, compartir, y cerrar un caso de 'Acompañamiento emocional tanatológico'" que aparece en la página 102. Esta guía le permitirá sistematizar su trabajo emocional con los enfermos graves o en fase terminal y sus familiares. En la última sección de este formato aparecen algunas sugerencias para

---

[16] Palencia Ávila, Martha, *Percepciones del personal de salud del estado de Morelos sobre sus emociones alrededor de la muerte de los pacientes*, trabajo realizado para ingresar como miembro de la Asociación Mexicana de Tanatología, 1999.

ayudarle a "cerrar" cada caso, con preguntas como: ¿Cuáles fueron sus emociones predominantes? ¿Hubo contagio emocional o sólo se conmovió? ¿Cuál es su nivel de satisfacción con esta experiencia? ¿Cuál es su aprendizaje con este caso?

Reconozca y evalúe sus emociones. Utilice el "Termómetro de las siete emociones" y las preguntas para su proceso. Revise con cuidado su cuerpo. Donde sienta tensión muscular acumulada relaje esa parte de su cuerpo. Envíe su respiración a esa parte y concentre su atención en su respiración; cada vez más profunda y pausada. Realice movimientos de cuello, de brazos hacia arriba y hacia los lados, abriendo su pecho, donde se acumulan las emociones.

Retome, si es que la hubo, su experiencia de "contagio emocional". Identifique cuál experiencia dolorosa recordó. De ser necesario utilice la habilidad de manejar el "contagio emocional".

Puede utilizar algunas técnicas del "Botiquín de sobrevivencia para el personal de salud" (véase cap. 5).

Comparta esta experiencia vivida con alguien a quien le tenga confianza, y a quien le pueda compartir esta experiencia tan profunda y conmovedora.

Asista a un "grupo de apoyo para compartir experiencias del cuidado al final de la vida", si existe en el hospital. Si no existe, inícielo con compañeros que también estén interesados en compartir sus experiencias. Esta es la mejor manera de procesar, como seres humanos que se dedican a una profesión de servicio humano, las emociones, que tienen un papel muy importante. Consulte las normas de funcionamiento de un grupo de apoyo mutuo para la calidad de la atención al final de la vida, así como las sugerencias de cómo organizarlo en su hospital en el capítulo final.

Cierre este ciclo agradeciendo y tomando conciencia de esta experiencia humana tan significativa. Aprenda de ella lo que le haya enseñado, como puede ser el valorar más la vida, valorar más sus relaciones con sus seres queridos, o prepararse para su propia muerte o la de los suyos. Ahora sí, desde el agradecimiento puede soltar o desapegarse de las emociones dolorosas.

Puede confiar en que ese enfermo que acaba de morir y su familia tienen las capacidades y recursos personales y espirituales suficientes para poder vivir su dolor e idealmente aprender y crecer en medio de su duelo, ya que los seres humanos tenemos la capacidad de encontrarle el sentido, o el "para qué estoy viviendo esta experiencia dolorosa" (y no el "por qué"). Esto quiere decir que podemos darle un "resignificado" a las pérdidas dolorosas, y esto casi siempre nos permite crecer y ser mejores seres humanos.

Para finalizar si es su creencia puede hacer una oración por ellos y entregarlos con fe y amor a la perfección del universo, con la mejor intensión de su corazón.

Las anteriores son sólo algunas recomendaciones de los gestos de empatía y solidaridad humana que se aprecian, sobre todo en esos momentos tan difíciles, cuando la muerte está presente en nuestras vidas. Y por último, sólo basta recordarle la máxima premisa de la vida: "Trate a los demás como a usted le gustaría que lo trataran." Si por cualquier motivo estas habilidades para dar calidad en la atención al final de la vida y sus pasos se borran de su memoria, sólo recuerde esta premisa, y de inmediato sabrá qué hacer ante un enfermo agónico y su angustiada familia.

5
Herramientas de apoyo

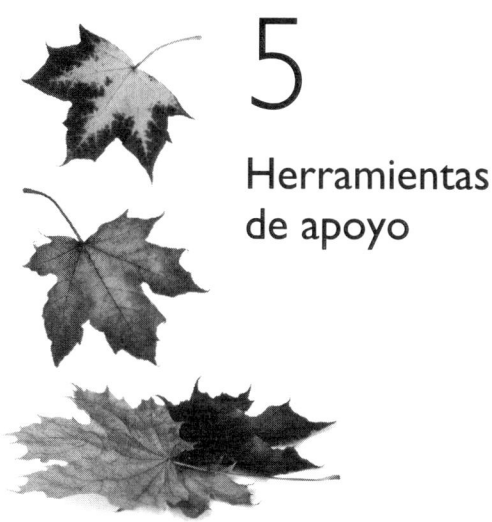

En este apartado final proporcionamos las siguientes herramientas de apoyo:

1. Guía para registrar, compartir, y cerrar un caso de "Acompañamiento emocional tanatológico": sistematizando nuestro trabajo emocional con los enfermos graves o en fase terminal y sus familiares (cuadro 5.1).
2. Botiquín de sobrevivencia para el personal de la salud cuidado de los cuatro "cuerpos" (físico, mental, emocional y espiritual) ante el estrés de la atención a los enfermos graves o en fase terminal (cuadro 5.2).
3. Normas para el funcionamiento de un "Grupo de apoyo mutuo" para la Atención al Final de la Vida: Cómo organizar grupos de apoyo entre profesionales de la salud, para aprender a manejar las situaciones emocionales difíciles ante el sufrimiento y la muerte de los enfermos (cuadro 5.3).

Cuadro 5.1. Guía para registrar, compartir, y cerrar un caso de "Acompañamiento emocional tanatológico".

Título del caso atendido (ponerle un nombre): _____

Nombre de quien atendió el caso: _____
Fecha: _____

Características del "acompañamiento emocional"

Núm. de encuentros: _____ Total de horas (en promedio): _____
Periodo (meses o semanas): _____

Dónde se dio el acompañamiento

Nombre del hospital y el servicio: _____

Quiénes estaban presentes (mencionar a los familiares presentes): _____

1. Datos básicos

Quién recibió el acompañamiento: enf. _____ fam. _____ ambos _____
Nombre del enfermo: _____ Edad: _____
Edo. civil: _____ Ocupación: _____
Nombre del familiar: _____ Parentesco: _____
¿Cuidador prim.? _____ Edad: _____
Ocupación: _____
Diagnóstico(s) médico(s): _____
Tiempo del padecimiento principal: _____
Tiempo de hospitalización (si hubo): _____

Otros datos que se consideren importantes de la vida o situación personal del doliente:

2. *Descripción general del momento del encuentro* (foto verbal)

3. *¿Con qué necesidades se encuentra?*

4. *Diagnóstico tanatológico del doliente al que se acompañó*

Enf. _____ Fam. _____

(si fueron varios encuentros, debe considerarse la primera medición del primer encuentro y la última medición del último encuentro)

1. Medición con el "Termómetro de las emociones" (antes y después del acompañamiento):

Tristeza de ___ a ___; Enojo de ___ a ___; Frustración de ___ a ___; Soledad de ___ a ___; Miedo de ___ a ___; Culpa de ___ a ___; Dolor del alma de ___ a ___.

Emoción(es) predominantes: _____

2. Miedos predominantes:
_____

3. Etapa del duelo (al inicio y al final del acompañamiento):
_____

4. Principales "asuntos pendientes" y preocupaciones:
_____

5. *Aplicación de las cuatro habilidades* (mencionar brevemente cuáles habilidades utilizó)

6. *¿Con qué se quedó el doliente?* (resultado del acompañamiento)

7. *¿Con qué se quedó usted?*
(¿Cuáles fueron sus emociones predominantes? ¿Hubo contagio emocional o sólo se conmovió?
¿Cuál es su nivel de satisfacción con esta experiencia? ¿Cuál es su aprendizaje?)

Cuadro 5.2. Botiquín de sobrevivencia para el personal de salud: Cuidado de los cuatro "cuerpos" (físico, mental, emocional y espiritual) ante el estrés de la atención a los enfermos graves o en fase terminal.

Cuerpo	Síntomas más frecuentes	Técnicas para su manejo
Físico	• Tensión o dolor en el cuello o la espalda. • Cansancio. • Mareos. • Sudor (de manos o cara). • Bochornos o "calores internos". • Debilidad o temblores de piernas. • Náuseas. • Diarrea. • Dolor de cabeza. • Vómitos.	• Respiraciones profundas. • Movimientos de cuello. • Apertura del pecho con brazos hacia fuera. • Estiramientos con la ayuda de un palo de escoba. • Abrir y cerrar la boca. • Masaje de los músculos de la cara, el cuello y los hombros. • Relajación, yoga y/o baile • Baño prolongado largo con agua caliente. • Dormir y descansar lo más posible. • Dieta ligera con alimentos naturales.
Mental	• Pensamientos de impotencia e incapacidad para ayudar al enfermo. • Pesimismo. • No aceptación de la muerte. • Búsqueda inútil de frases o actitudes apropiadas ante el enfermo que sufre. • Preocupación excesiva por el enfermo o la familia.	• Tranquilizar y relajar la mente. • Actitud mental de aceptación ante lo que sucede, en lugar de querer cambiar lo inevitable. • Tratar de "soltar" los pensamientos negativos, de impotencia o tristes. • Buscar una actitud mental positiva que permita ayudar en lugar de querer huir. • Pensar en algo superior (nuestro Dios interno) o en aquello que nos dé paz, como orar.
Emocional	Las siete emociones del Termómetro emocional: (cada una en diferente intensidad, del cero al 10):	• Empleo del Termómetro de las siete emociones. • Tratar de "identificar", "sacar", "expresar" y "aceptar" las emociones negativas (platicarlas

Emocional	1. Tristeza. 2. Frustración. 3. Enojo. 4. Miedo. 5. Soledad. 6. Culpa. 7. Dolor del alma.	con los demás, o en grupos de apoyo o supervisión; escribirlas). • Respirar, haciendo ejercicios de apertura de pecho y garganta. • Bailar (ejercicio con palo de escoba) entrando en contacto con la naturaleza. • Realizar actividades que proporcionen placer y/o tranquilidad. • Identificar si nos "contagiamos" emocionalmente. • Trabajar el autoperdón y el perdón a los demás.
Espiritual	• Rebeldía y enojo hacia Dios o hacia la vida. • Rechazo y no aceptación de lo que sucede. • Intranquilidad. • Querer cambiar lo inevitable. • Sensación de incapacidad de ayudar, de trasmitir amor y serenidad al enfermo o su familia.	• Entrar en silencio a través de la respiración profunda y pausada. • Pedir a nuestro concepto de divinidad que nos guíe en esta tarea tan delicada. • Aprender a conectarnos con nuestra paz interna, que se encuentra en el fondo de nuestro corazón, concentrando nuestra atención en nuestro pecho. • Orar o meditar. • Realizar lecturas que amplíen nuestra conciencia. • Entrar en contacto con la naturaleza. • Buscar apoyo o guía espiritual.

Cuadro 5.3. Normas para el funcionamiento de un "Grupo de apoyo mutuo" para la atención al final de la vida.

Cómo organizar grupos de apoyo entre profesionales de la salud, para aprender a manejar las situaciones emocionales difíciles ante el sufrimiento y la muerte de los enfermos

Objetivos de un grupo de apoyo mutuo:

- Mejorar la satisfacción del personal de la salud en cuanto a su desempeño en la atención que se ofrece a los enfermos graves o en fase terminal al final de su vida.
- Compartir experiencias en torno a la muerte y el sufrimiento de los pacientes que afectan emocionalmente al personal de la salud.
- Propiciar el desarrollo humano y profesional de todos sus miembros.

Organización del grupo de apoyo

Cada uno de estos grupos de apoyo mutuo debe contar con un coordinador o facilitador, que se encargue de convocar y organizar las sesiones con el tema del manejo de las siete emociones ante el sufrimiento y la muerte de los enfermos; se pueden compartir experiencias vividas y tener como guía las habilidades propuestas en el texto. Se sugiere que dicho coordinador sea elegido por el grupo, de manera que cuente con la confianza y el respaldo de sus compañeros. Esta función puede asignarse por un periodo definido (puede ser desde 4 meses hasta un año, de acuerdo con el grupo). Esta responsabilidad se puede rotar entre los demás miembros del grupo.

Las sesiones pueden ser semanales, quincenales o mensuales, de acuerdo con el interés y las necesidades del grupo. La duración puede ser de una o dos horas, de preferencia siempre en un mismo horario que convenga a todos los miembros del grupo. El lugar, si es posible, deberá ser el mismo para todas las reuniones, y debe tener privacidad. Un aula del área de enseñanza del hospital puede ser un buen lugar, ya que es accesible a todos los interesados. Las participaciones deben ser voluntarias, con el compromiso de asistir regularmente y cumplir con las normas establecidas.

Los grupos pueden organizarse de muchas formas: *a*) por turno dentro de un mismo servicio, o con participantes de diferentes turnos y servicios; *b*) por grupos profesionales (enfermeras, médicos o trabajadores sociales), o cualquier otra forma que satisfaga las necesidades de los interesados. Es importante invitar a todo el personal de los servicios en donde la muerte se presenta con mayor frecuencia, como: urgencias, terapias, medicina interna, diálisis y oncología.

A continuación se presentan algunas reglas mínimas para el funcionamiento del grupo de apoyo mutuo, que deben enriquecerse o adaptarse, de acuerdo con las necesidades de cada grupo:

- Participación voluntaria.
- Puntualidad.
- Compromiso.
- Escucha empática.
- Pedir la palabra.
- No interrumpir.
- Confidencialidad.
- Respeto a las opiniones de los demás.
- No emitir ni permitir juicios.
- Aceptar la expresión de las emociones.
- No "aconsejar" ni dar recomendaciones.
- Respeto a los miembros del grupo.
- Mantenerse en el tema de la reunión.

Como se puede deducir, lo más importante en un grupo de apoyo mutuo para la atención al final de la vida es la creación de un ambiente de confianza y confidencialidad, en el que sus integrantes expresen libremente sus emociones, con la certeza de que son escuchados y recibirán el apoyo emocional y la comprensión de los demás miembros del grupo. En los grupos de apoyo no hay "expertos", sólo seres humanos que desean compartir y aprender juntos a manejar las situaciones de tensión emocional que genera la atención de los enfermos y sus familiares que sufren al final de la vida.

El facilitador sólo tiene como responsabilidad iniciar y cerrar la sesión, y propiciar que la comunicación se realice de una mejor manera estableciendo orden en las intervenciones y llevando un registro de los asistentes y las conclusiones de cada reunión.

Glosario

Aceptar. Recibir algo en forma voluntaria. Tratándose de un desafío, admitir sus consecuencias y condiciones, y comprometerse a cumplirlas. Recibir sin tornarse inestable y sin alterarse.
Acompañar. Estar o ir en compañía de otro(s). Participar en los sentimientos de otro.
Aliviar. Aligerar, hacer menos pesado. Quitar a una persona o cosa parte del peso que ella carga. Disminuir o mitigar las fatigas del cuerpo o las aflicciones del ánimo.
Analgesia. Control del dolor, en el que se combinan medidas farmacológicas y generales. La analgesia correcta, así como la eliminación o reducción de los demás síntomas que alteran la calidad de vida, debe ser un objetivo prioritario en todas las fases evolutivas de la enfermedad. En casos de dolor intenso, la morfina y otros derivados opioides administrados de preferencia por vía oral, son los fármacos de elección.
Angustia. Combinación de aprensiones, incertidumbre y miedo, con especial referencia a sus manifestaciones corporales.
Apapachar. Acariciar. Caricia especial que se hace con las manos.
Apoyar. Favorecer, ayudar, hacer que una cosa descanse sobre otra, auxilio o favor.
Apoyo emocional tanatológico. Actividad en la que una persona "acompaña" a otra que vive una turbulencia anímica por una muerte, o por una pérdida de cualquier otro tipo.
Atender. Acoger favorablemente, o satisfacer un deseo, ruego o mandato. Mirar por alguna persona o cosa, o cuidar de ella.
Bioética. Disciplina científica que estudia los aspectos éticos de la medicina, y de la biología en general, así como la relación del hombre con los demás seres vivos.

Caso tanatológico. Relato sobre la situación de un enfermo o doliente que se presenta como ejemplo para ser analizado, con el fin de que a partir de él se puedan extraer enseñanzas que permitan ayudar a otros pacientes.

Compasión. Sentimiento de conmiseración que se tiene hacia quienes sufren penalidades o desgracias.

Conmiseración. Emoción o sentimiento que se tiene del mal de otro.

Consejo. *Véase* Dar consejos/aconsejar.

Consentir. Mimar o ser muy indulgente con los demás.

Considerar. Tratar a una persona con urbanidad y respeto.

Consolar. Aliviar la pena o aflicción de alguien.

Contagio emocional. Sensaciones que se evocan cuando una pena ajena nos recuerda una experiencia personal dolorosa que sufrimos en el pasado o trae a la memoria una "huella de abandono", que nos provoca emociones dolorosas añejas no resueltas. Todo esto hace que se "despierten" sentimientos que pueden ser difíciles de identificar o manejar, o que inclusive impidan al profesional atender a ese enfermo y a su familia.

Contener. Moderar una pasión.

Cuidador principal o primario. Persona cercana al enfermo, puede ser un familiar o ser querido, quien se encarga de los cuidados del paciente, de su aseo, alimentación y de administrarle los medicamentos o tratamientos necesarios para procurarle alivio.

Cuidar. Poner diligencia, atención y solicitud en la ejecución de una cosa.

Dar consejos/aconsejar. Decirle a otra persona lo que se piensa que es lo más adecuado en cierta situación, de acuerdo con nuestros conocimientos y experiencias.

Doliente. Aquel que sufre o se duele por una pérdida de cualquier tipo. Aflicción emocional y del alma que repercute en el cuerpo físico. Persona que ha perdido a alguien querido o cercano (es decir, que está en duelo posterior). También se aplica en caso de duelo anticipatorio, cuando una pérdida es inminente, aunque no se haya consumado la muerte.

Duelo. Sensación de dolor y sufrimiento por la pérdida de un ser querido o algo significativo, como es la salud, una parte del cuerpo o una relación, entre otras.

Emoción. Experiencia o estado psíquico caracterizado por un grado muy fuerte de sentimientos que se acompaña, casi siempre, de una expresión motora, con frecuencia muy intensa.

Encuentro humano. Situación en que dos personas se hallan frente a frente y no tienen que aparentar ni ocultar sus emociones o sentimientos, y en la cual prevalece el deseo de tener un acercamiento emocional y espiritual, es decir, de un ser a otro.

Ética. Parte de la filosofía que trata de la moral y las obligaciones del hombre.

Guiar. Ir por delante mostrando el camino.

Huella de abandono. Marca emocional que queda en el corazón de un ser humano por una pérdida de la autovalía personal durante la infancia, en la que alguien te hace sentir que no vales y deja sentimientos de no merecer, de soledad y de tristeza. Esta pérdida tan importante de la sensación de valía personal, se puede considerar como el primer gran duelo del ser humano, que lo marca de por vida.

Luto. Signos exteriores de pena y duelo, en la ropa y otros objetos, por la muerte de una persona.

Medicina paliativa. Estudio y manejo de pacientes con enfermedad avanzada, progresiva e incurable, con pronóstico de vida limitado y cuyo objetivo es brindarles la mejor calidad de vida posible (OMS).

Miedo. Comportamiento emotivo caracterizado por un tono afectivo de desagrado, y acompañado de actividad del sistema nervioso con varios tipos de reacciones motoras, como el encogimiento o el temblor.

Muerte. Cesación o término de la vida. Este término tiene, además, múltiples definiciones (*véase* cap. 2).

Muerte adecuada o apropiada. Según la definición de Weissman, es aquélla en la que hay ausencia de sufrimiento, persistencia de las relaciones significativas, intervalo para el dolor permisible, alivio de los conflictos restantes, ejercicio de opciones y oportunidades factibles, creencia en la oportunidad, consumación de los deseos predominantes y los instintos, comprensión de las limitaciones físicas. Todo esto enmarcado dentro del ideal de cada ego. (Shneidman agrega que es aquélla con la que los sobrevivientes puedan vivir.)

Muerte digna. Situación en que el moribundo recibe un trato humano, cálido, considerado y respetuoso, de acuerdo con sus valores, creencias y deseos.

Muerte ideal. Situación en que un ser humano puede llegar a la etapa de aceptación de su muerte y prepararse para dejar la vida física, según sus valores y deseos; resolver sus "asuntos emocionales pendientes", consigo mismo y con los seres que son significativos en su vida, así como los "asuntos materiales o legales no resueltos", lo que le permite despedirse con amor, comprensión y perdón de sus seres queridos y de la vida misma, con la esperanza o convicción de que regresará de nuevo a la fuente de la creación de la vida, de acuerdo con sus creencias.

Orfandad. Falta de ayuda, favor o valimiento en que una persona se encuentra.

Pérdida. Carencia o privación de lo que se poseía.

Perdón. Cambio de percepción en el modo de ver al otro como "enemigo" (odio especial) o como "ídolo salvador" (amor especial) a una percepción de hermano o amigo. El perdón reconoce que lo que pensamos que nos hicieron, realmente nos lo hicimos nosotros mismos, pues sólo nosotros podemos privarnos de la paz; por tanto, perdonamos a los demás por lo que no nos han hecho, no por lo que nos hicieron.

Psicoterapia. Tratamiento de las enfermedades, en especial de las nerviosas, por medio de persuasión, sugestión o por otros procedimientos psíquicos. Tratamiento de los trastornos por métodos psicológicos, que abarcan desde la sugestión en estado de vigilia, hipnosis, reeducación, persuasión y psicoanálisis.

Psique. Alma humana. El principio de la vida psíquica. Totalidad organizada de los procedimientos conscientes e inconscientes. Término usado en lugar de espíritu. Cada autor utiliza este término en diferentes formas (conducta, conciencia, consciente, inconsciente, entre otros).

Sanar. Restituir a uno la salud que había perdido. Recobrar el enfermo la salud.

Tanatología. Campo del conocimiento que se ocupa del estudio de todo lo relacionado con la muerte del ser humano, sobre todo de los aspectos emocionales que se generan cuando ésta se hace presente en la mente del enfermo o su familia por un diagnóstico o una situación de salud delicada. A estos aspectos emocionales se les conoce como el proceso de "duelo" o sufrimiento, tanto antes de que suceda el deceso (duelo anticipatorio) como una vez que ha sucedido (duelo posterior).

Tanatológico. Todo lo que tiene que ver con la muerte o el fin de la vida humana.

Tanatólogo. Persona que se dedica a dar acompañamiento o apoyo emocional a los seres humanos en el duelo anticipado y posterior a la muerte o por pérdidas significativas de vida. Se encarga tanto del enfermo grave o en fase terminal, como de sus familiares, con especial énfasis en el cuidador principal del enfermo, que es quien sufre mayor afectación emocional al acompañar al paciente durante todo el proceso de sufrimiento y de muerte. También acompaña a los familiares en el posduelo, cuando ya sucedió la muerte.

Temor. Actitud emotiva provocada por la idea de que puede ocurrir un mal en el futuro.

Terapia. Parte de la medicina que enseña los preceptos y remedios para el tratamiento de las enfermedades. Tratamiento empleado en diversas enfermedades somáticas y psíquicas, que tiene como finalidad readaptar al enfermo a la vida cotidiana. Rama de la medicina que se ocupa del tratamiento o aplicación de remedios para curar, aliviar, o evitar enfermedades.

Terapia activa. Método del psicoanálisis en el que se imponen ciertas prohibiciones o situaciones artificiales para conseguir más material inconsciente y vencer la resistencia que dificulta el análisis.

FUENTES CONSULTADAS

Asociación de Tanatología del Estado de Morelos, A. C., 2005.

Foundation for Inner Peace, *Un curso de milagros*, EUA, 1983.

Organización Médica Colegial y Sociedad Española de Cuidados Paliativos: <http://www.unav.es/cdb/secpal1.html>.

Real Academia Española, *Diccionario de la Lengua Española*, 21a. ed., 1992.

Warren, Howard C. (compilador), *Diccionario de Psicología*, Fondo de Cultura Económica, 1991.

Bibliografía

Benítez, J. J., *La otra orilla*, Planeta, México, 1989.
Cherman, Harold, *La vida después de la muerte*, Diana, México, 1995.
Desjardins, Arnaud, *Para morir sin miedo*, Sirio, España, 1992.
Dodd, Robert V., *Ayudar a los niños a enfrentar la muerte*, Centenario, México, 1994.
Dopaso, Hugo, *El buen morir*, (Era Naciente, Argentina, 1994), Ediciones Martínez Roca, México, 1998.
Gema, María, *Muerte: el laberinto desconocido*, Altradamun, España, 1995.
Kessler, David, *El derecho a morir en paz y con dignidad*, Tikal, 1997.
Kübler-Ross, Elisabeth, *La rueda de la vida*, Grafo, 1997.
____, *Living with death and dying: how to communicate with the terminally ill*, Touchstone Book, 1997.
____, *Preguntas y respuestas a la muerte de un ser querido.*
____, *Sida, el gran desafío*, Planeta Mexicana, México, 1994.
____, *Sobre la muerte y los moribundos*, Pax, México, 1969.
____, *Una luz que se apaga*, Pax, México, 1984.
____, *Working it through: workshop on life, death and transition*, Touchstone Book, 1982.
Leadbeater, W. C., *A los que lloran la muerte de un ser querido*, Sirio, España, 1995.
Levine, Stephen, *¿Quién muere?: Una exploración en el vivir y morir conscientes*, Era Naciente, Argentina, 1982.
____, *Meeting at the edge*, Anchor Books, Nueva York, 1980.
Linn, Mary Jean, *Sanación de los moribundos*, Librería Parroquial Clavería, México, s. f.
Meunier, David Demetrio, *Puerta abierta al misterio de la muerte*, Orión, México, 1992.
Miller Sukie, *Después de la muerte: las cuatro etapas del viaje*, Atlántida, España, 1997.

Morales Garibay, Marco Antonio, *Cuando un amigo se va*, Guevara, México, 1998.
Muktananda, Swami, *¿Existe realmente la muerte?*, Fundación Syda Yoga, EUA, 1981.
Ortiz Quesada, Federico, *Memoria de la muerte*, Nueva Imagen, México, 1996.
Pérez Valera, Víctor Manuel, *El hombre y su muerte*, Jus, México, 1996.
Renard Hélene, *Más allá de la muerte: de la reencarnación a la parapsicología*, Roca, España, 1988.
Reyes, Benito Francisco, *El morir consciente*, Errepar, Argentina, 1996.
Reyes Zubiría, Luis Alfonso, *Acercamiento tanatológico al paciente terminal y a su familia*, México, 1992.
Rimpoché, Sogyal, *El libro tibetano de la vida y de la muerte*, Ediciones Urano, España, 1994.
Steiner, Rudolf, *La vida entre la muerte y la nueva reencarnación*, Antroposófica, Argentina, 1990.
Trossero, René Juan, *No te mueras con tus muertos...*, Bonum, Argentina, 1997.
Wentz, Evans, *El libro tibetano de los muertos*, Kier, Argentina, 1960.
Whitton, Joel, *La vida entre las vidas: una explicación científica de por qué reencarnamos*, Planeta, 1989.
Ziegler, Jean, *Los vivos y la muerte*, Siglo XXI Editores, México, 1975.

Índice analítico

Abandono, 34
Acompañar con dignidad el momento de la muerte, 86-100
    ayudar a la familia a despedirse, 96-97
    cerrar el ciclo, 98-100
Actitudes, 9, 11
Agonía, situación de, 32
Analgesia, 32
Apoyo o acompañamiento emocional al enfermo y su familia, 30-31
Asociación de Tanatología del Estado de Morelos, 14, 22
Asuntos pendientes, 46, 68, 75-79
Avances científicos y técnicos, 9

Barra Estadounidense de Medicina Interna, 12
Bioética, 12
Botiquín de sobrevivencia para el personal de salud, cuidado de los cuatro cuerpos, 101, 104c-105c
Budismo, 24
Buena práctica médica, 34

Cacotanasia, 33
Calidad de la atención al final de la vida, 28-31
    errores que deben evitarse, 39-40
    fundamentos, 35-40
    habilidades básicas del personal de salud para mejorarla, 41
    requisitos para brindarla, 29-31
        apoyo o acompañamiento emocional al enfermo y su familia, 30-31
    aspectos terapéuticos, 32-34
        abandono, 34
        analgesia, 32
        buena práctica médica, 34
        coctel lítico, 33
        eutanasia, 33
        pasiva, 33
        obstinación o encarnizamiento terapéutico, 34
        sedación, 32-33
        suicidio asistido, 34
        tratamiento fútil, 33
        voluntades anticipadas o testamento vital, 33-34
    control adecuado del dolor y síntomas físicos, 30
    diagnóstico médico adecuado, 29-30
    tratamiento médico adecuado, 30
Calidad de vida, 30
Centro de Mejoramiento del Cuidado a los Moribundos, 13

Cerrar el ciclo, 98-100
Cierre o despedida, 85-86
Coctel lítico, 33
Comisión Nacional de Política sobre Cáncer, 12
Contagio emocional, 75-79
   pasos para manejarlo, 78-79
   riesgos, 76-77
Cristianismo, 24
Cruzada Nacional por la Calidad de la Atención a la Salud, 10, 14, 28
Cuerpo espiritual, 25
Cuidados paliativos, 11
Culpa, 51c, 73

De la Vega, V., 12n, 14n, 29n
Derechos
   del enfermo en fase terminal, 37-38
   del familiar de un enfermo en fase terminal, 38
Deseos y necesidades del ser humano en el momento de la muerte, 35-37
Despedida, 85-86, 96-97
Diagnóstico médico adecuado, 29-30
Dignidad, 86-100
Dolor(es)
   control adecuado del, 30
   del alma, 21, 51c
   vivencia emocional ante el, 10
Duelo, 21, 43-48
   emociones del, 50
      cómo identificarlas, 51-53
   etapas del, 43-48
      aceptación, 46-47
      negación, 44-45
      pasos para reconocerlas, 47-48
      perdón, 46
      renegación, 45-46
   termómetro de las siete emociones del, 48-53

Emociones, 9
   comprender y manejarlas ante la muerte, 42-75
   culpa, 51c

definición, 48-49
dolor del alma, 51c
enojo, 51n
frustración, 50c
miedo, 51c
movilización de, 9
pasos para reconocerlas, 59
predominantes, guía para el análisis de las, 56c-57c
soledad, 51c
termómetro de las, 99
tristeza, 50c
Energía vital, 25
Enfermedad incurable y enfermedad terminal, 32
Enojo, 51c
Espíritu, 25
Estadounidenses por un Mejor Cuidado de los Moribundos, 12
Estrés, 10, 50
Ética
   de la vida, 12
   médica de la atención al final de la vida, 12
Eutanasia, 33
   involuntaria, 33
   pasiva, 33
Experiencias cercanas a la muerte, 25

Fase terminal
   calidad de la atención de los enfermos en, 12
   derechos del enfermo en, 37-38
   derechos del familiar de un enfermo en, 38
Freud, A., 45n
Freud, S., 24c
Frustración, 50c
Fundación para la Investigación de Experiencias Cercanas a la Muerte, 25

Grupo de apoyo mutuo, normas para su funcionamiento, 101, 106c-107c
Guía para registrar, compartir y cerrar un caso de acompañamiento

ÍNDICE ANALÍTICO

emocional tanatológico, 101, 102c- 103c

Habilidades básicas para una atención de calidad, 14, 41
    acompañar con dignidad el momento de la muerte, 86-100
    comprender y manejar las emociones humanas ante la muerte, 42-75
    dar las malas noticias de manera considerada, 79-86
    humanísticas, 41
    manejar el contagio emocional, 75-79
    técnicas, 42
Harrold, J., 13n
Herramientas de apoyo, 101-107
Hinduismo, 24
Hipócrates, 62
Hospicios, 11
    de filosofía Zen, 13

Instituto
    Alaya, 13
    de Mejoramiento de la Atención a la Salud, 13

Judaísmo, 24
Jung, C., 24

Kübler-Ross, E., 20-21, 44n, 46

Lynn, J., 13, 35n

Mala(s) noticia(s)
    darlas de manera considerada, 79- 86
    pasos, 81-86
        aproximación, 82-83
        cierre o despedida, 85-86
        comunicación de la noticia, 83-85
        preparación, 82
    momentos de una, 80-81
    tipos de, 80
Marsland, A., 36n
Más allá, 25

Maslow, A., 24
Medicina paliativa, 11-12
Miedo(s), 43, 51c, 70-75
    a la culpa, 73
    definición, 70
    del enfermo, 71
    del familiar, 72c
    del personal de la salud, 72c
    pasos para reconocerlos y manejarlos, 74-75
Moody, R., 25, 93n
Movimiento de las emociones humanas, 9
Muerte, 21-28
    buena, 23, 26
    comprender y manejar las emociones ante la, 42-75
    concepciones de la
        científica, 23
        filosófica, 23
        metafísica, 25
        psicológica, 24
        religiosa, 24
        sociológica, 24
    definición de, con calidad, 27-28
    digna, 27-28, 87
    emociones de la, 43, 48-75
    experiencias cercanas a la, 25
    mala, 23, 26
    momentos de la, 89-96
        antes, 89-91
        durante la transición, 92-94
        inmediatamente después, 94-96
    natural, 26
    necesidades y deseos en el momento de la, 35-37
    no natural, 26
    proceso de la, 88
    tipos de, 26

Necesidades y deseos del ser humano en el momento de la muerte, 35-37

Obstinación o encarnizamiento terapéutico, 34
Organización

Médica Colegial, 13, 31
Mundial de la Salud, 12
Nacional de Hospicios, 12
Panamericana de la Salud, 12

Paciente en fase terminal, 9
Perdón, 46
  necesidad del, 36
Platón, 23
Programa
  de Mejora de la Calidad de la Atención al Final de la Vida, 14
  Regional de Bioética, 12
Proyecto sobre la Muerte en Estados Unidos de América, 12

Rogers, C., 24
Ruelas Barajas, E., 10, 28

Saunders, C., 11
Sedación, 32-33
Ser humano
  cuerpos del, 19-20
  qué es, 19-21
Síntomas físicos, control adecuado de, 30
Sistema de atención a la salud, 9
Sobrevida, 30
Sociedad Española de Cuidados Paliativos, 13, 31

Sócrates, 23
Soledad, 51c
Suicidio asistido, 34

Tanatología, 11, 20-22
Temperamento(s)
  características de los, 63c
  clasificación, 62
  colérico, 63c, 66-67
  definición, 61-62
  flemático, 63c, 67-69
  melancólico, 63c, 66
  pasos para reconocerlos, 69-70
  sanguíneo, 63c, 67
  test para identificarlos, 64c-65c
  y forma de reaccionar, 61-70
Terapéutica, costo-beneficio, 30
Termómetro de las emociones, 48-53, 54c-55c, 99
Testamento vital, 33-34
Thieffrey, J. H., 21n
Tratamiento
  fútil, 33
  médico adecuado, 30
Trato digno, 11
Tristeza, 50c
Vivencias de dolor y angustia, 10
Voluntades anticipadas, 33-34

Weissman, D., 13, 73n, 72